U0295931

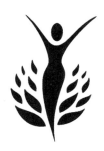

管理癌症，　活出意义

Managing　　　and　　　Live
Cancer　　　　　　　Meaningful

针对癌症患者及其照护者的
心理干预手册

[加] 加里·罗丁　　　　　著　　　程文红　　审校
[加] 萨拉·黑尔斯　　　　　　　　唐丽丽

王兰兰　张　芳　吕易璠　译

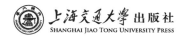

上海交通大学出版社
SHANGHAI JIAO TONG UNIVERSITY PRESS

内容提要

本书是一部针对进展期患者提供心理干预措施的手册，主要介绍了管理癌症且活出意义心理干预疗法，即 CALM 疗法。全书分两大部分，第一部分包括 12 章内容，重点介绍 CALM 疗法的相关研究背景、意义、评估过程、培训经验及相关应用。第二部分包括 5 章内容，重点介绍 CALM 疗法的原理、循证基础、目标，CALM 疗法的结构和过程、治疗维度、在临床实践和督导中的评测结果，以及相关治疗案例。

本书适合针对进展期疾病患者工作的心理治疗师、精神科医师、心身科医师、肿瘤科医师、社会工作者，以及肿瘤患者照护者。

图书在版编目 (C I P) 数据

管理癌症, 活出意义： 针对癌症患者及其照护者的心理干预手册 / (加)加里·罗丁（Gary Rodin），(加)萨拉·黑尔斯（Sarah Hales）著；王兰兰，张芳，吕易璠译 . -- 上海：上海交通大学出版社，2024.10 -- ISBN 978-7-313-31907-4

Ⅰ. R395.6-62

中国国家版本馆 CIP 数据核字第 2024RG661 号

上海市版权局著作权合同登记号：图字：09-2021-985

管理癌症，活出意义：针对癌症患者及其照护者的心理干预手册
GUANLI AIZHENG, HUOCHU YIYI: ZHENDUI AIZHENG HUANZHE JI QI ZHAOHUZHE DE XINLI GANYU SHOUCE

著　者：【加】加里·罗丁　【加】萨拉·黑尔斯
译　者：王兰兰　张芳　吕易璠

出版发行：上海交通大学出版社	地　址：上海市番禺路951号
邮政编码：200030	电　话：021-64071208
印　刷：上海文浩包装科技有限公司	经　销：全国新华书店
开　本：710mm×1000mm　1/16	印　张：17.5
字　数：214千字	
版　次：2024年10月第1版	印　次：2024年10月第1次印刷
书　号：ISBN 978-7-313-31907-4	
定　价：78.00元	

版权所有　侵权必究
告 读 者：如发现本书有印装质量问题请与印刷厂质量科联系
联系电话：021-57480129

致

我们的 **CALM** 患者及其家人，

他们的慷慨、勇气和坦率教会了我们如何在逆境中生活。

肿瘤患者心身整合疗愈（CALM）模式，让生命在温暖中延续

王兴鹏

2024 年 2 月国家癌症中心发布的数据显示：2022 年中国约有 482.5 万新发癌症病例和 257.4 万新发癌症死亡病例。肺癌、结直肠癌、甲状腺癌、肝癌和胃癌是前五大癌症类型，约占新发癌症病例的 57.4%。肺癌、肝癌、胃癌、结肠直肠癌和食道癌是癌症死亡的五大原因，约占癌症总死亡人数的 67.5%。2000—2018 年，所有癌症的年龄标准化发病率每年增加约 1.4%，而年龄标准化死亡率每年减少约 1.3%。

伴随着人口结构和生活方式的变化，以及医疗技术的进步，癌症患者越来越多，而癌症不再意味着死亡。有些患者可以治愈，有些患者则会承受癌症的进一步发展和恶化，即进入癌症的进展期阶段。癌症患者在面临死亡威胁的同时，也将迎接生活的挑战，即如何"活着"。正如一些患者所说："等待死亡不是生活之道。"焦虑、恐惧、悲伤，甚至愤怒、绝望是患者常见的情绪反应。在陪伴和指导患者应对疾病与治疗带来的身体上和心理上的痛苦的同时，也能够支持和帮助他们继续有质量地生活，这是一件非常有价值的事情，需要患者、家庭与癌症治疗相关多学科团队及社会机构的共同努力。这些努力不仅有助

于减轻肿瘤患者的痛苦，使他们能够在生命的困难阶段发展潜能，对自己、对家庭、对生命产生新的认识，还有助于缓解家属的心理痛苦。

多伦多大学玛格丽特公主癌症中心的加里·罗丁（Gary Rodin）教授携团队，深耕临床服务十余载，通过对 1000 多名进展期癌症患者及其家庭进行定性和定量研究，结合丰富的临床经验和科学研究成果，创作出这本针对进展期癌症患者及其照护者的循证干预治疗手册《管理癌症，活出意义》（*Managing Cancer and Living Meaningfully: An Evidence-Based Intervention for Cancer Patients and Their Caregivers*）。该书旨在帮助患者及其照护者有效地管理进展期癌症所引发的危机，尽可能过上有意义的生活。CALM 疗法[①]是一种半结构化、支持性、表达性的心理治疗方法，疗程可短至三到六次会谈。CALM 疗法帮助临床医生从以下四个不同但相互关联的维度，帮助进展期癌症患者处理经常面临的挑战和机遇：①管理疾病症状以及与医疗保健提供者沟通；②认识自我的变化，改善与亲密他人的关系；③探索内心及生活中的意义感和目的感；④帮助患者为未来做准备，保持希望，面对死亡。

本书结构清晰，逻辑严谨，文字简练，理论阐述深入浅出，案例示范简洁明了，全面而生动地为读者提供了体验 CALM 治疗实践的机会，使读者能够在阅读中领悟治疗真谛，掌握实践技巧。

中文版的出版需要感谢很多人在过去十余年的努力。2013 年，上海市第一人民医院医学心理科陈志青主任率先在肿瘤科病房开展了嵌入式心理服务，每周运用量表进行筛查，接受肿瘤科医护的转介，为需要心理卫生服务的患者提供服务。我当时任上海市第一人民医院院长，感觉到肿瘤心理工作非常重要，并且需要加强综合医院心理服务能力，于是在 2014 年提出并开创性地建立了综合医院与上海市精

[①] CALM 即为英文 managing cancer and living meaningfully（管理癌症，活出意义）的首字母缩写。

神卫生中心共建医学心理科的新模式。2019 年，由上海市第一人民医院副院长郑军华教授领衔的结直肠综合肿瘤中心（Comprehensive Cancer Center, CCC）建立，医学心理科积极参与，同年，CCC 成为国内首家获得德国癌症协会（Deutsche Krebsgesellschaft, DKG）认证的机构。在当时，如何规范且专业地开展肿瘤心理服务真的是巨大挑战。为此，上海市第一人民医院医学心理科孙锦华副主任于 2013 年参加了由国内肿瘤心理领军人唐丽丽教授在北京大学肿瘤医院举办的第一届加里·罗丁教授 CALM 心理治疗工作坊。2016 年，上海市第一人民医院医学心理科程文红主任与孙锦华副主任一起邀请了加里·罗丁教授来院举办了 CALM 治疗工作坊。这次工作坊为精神卫生专业人员如何理解和帮助肿瘤患者与家庭打开了一扇门。此后，上海市第一人民医院医学心理科在 CCC 联络会诊中采用 CALM 治疗理论框架开展了很多工作，包括首次在国内建立基于 CALM 理论的创新性儿童肿瘤患者干预疗法。在临床实践中，肿瘤心理工作者还将 CALM 理论框架运用于骨肿瘤儿童患者的家庭照顾者以帮助儿童患者。多年来，在对 CALM 治疗的实践、交流和推广中，该疗法获得了许多临床心理工作者的认可。

此书的翻译工作获得了上海市第一人民医院医学心理科团队与北京大学肿瘤医院唐丽丽教授团队的大力支持。参与翻译的除了封面上的三位主译与两位审校人员之外，还包括上海市第一人民医院医学心理科齐安思医师和张灏治疗师，北京大学肿瘤医院李梓萌副主任医师、何毅副主任医师、宋丽莉主治医师、张叶宁主治医师、贾慧敏医师和庞英、苏中格两位治疗师；还要感谢上海市第一人民医院肿瘤多学科诊疗团队的裴正军教授、严东旺主任、李琦主任、孙伟主任、丁红华副主任等医师及护理部老师们的合作与指导。最后也非常感谢我们所帮助过的肿瘤患者与家庭，他们对我们心理服务的信任与需要是我们工作的动力来源与价值所在。

相关推荐

  《管理癌症，活出意义：针对癌症患者及其照护者的心理干预手册》介绍了一种针对晚期癌症患者的全新心理治疗方法——CALM 疗法。这本书不仅对肿瘤临床的心理工作者，也对所有肿瘤临床医护人员甚至患者、家属，都极具实用性和参考价值。该书从专业心理学的角度让每一位读者重新理解晚期癌症给患者带来的挑战，去思考和感悟生死，从而获得向死而生的勇气，重拾生命的意义，并活出生命的最大潜能。

—— **柯杨** 教授

北京大学原常务副校长、

北京大学医学部原常务副主任

  医疗进步与老龄化携手，向精神卫生服务提出了新要求。癌症及重病患者重获生机，却仍需面对疾病给生活带来的重重挑战。在疾病及死亡阴霾下，我们如何向死而生？这是社会各界共同关注的话题，沉重却不容回避。陪伴人们直面终极归宿，引发我们追寻生活真谛，心理治疗之任，重如泰山。加里·罗丁教授在《管理癌症，活出意义》中，融会医学智慧，提出破解之策，为挣扎在生死边缘的患者与照护者点亮明灯。其循证干预策略，深刻启迪人心。

—— **赵敏** 教授

上海市精神卫生中心（国家精神疾病医学中心）、

上海交通大学医学院附属精神卫生中心院长

在当今社会，很多人谈"癌"色变。殊不知，癌症不等于绝症。复旦大学附属肿瘤医院每年诊治 200 余万的肿瘤患者，五年生存率已经高达 70% 以上。200 万名患者就是 200 万个坚强感人的抗癌故事。在这些故事中，我们能够体会到患者之痛苦、家属之艰难、心理治疗之重要。正确的心理疏导、积极心态的养成、个性化的心理支持，都将对病人生命的延长和生活质量的提高产生良好的促进作用。

身疾易治，心病难医。非常推荐这本由上海市第一人民医院团队翻译的加里·罗丁教授的著作，可以帮助医患双方科学、规范、有效地管理肿瘤引发的各种心理问题。正如书名《管理癌症，活出意义》，我想这是所有肿瘤患者、病人家属和医务人员共同的美好期盼吧。

—— **虞先濬** 教授

复旦大学附属肿瘤医院院长、

上海市胰腺肿瘤研究所所长

序

卡米拉·齐默尔曼（Camilla Zimmermann）

进展期癌症已成为中高收入国家最常见的死亡原因，也是人类主要死亡原因之一。与其他主要的死亡原因如心血管疾病、器官衰竭和神经退行性疾病明显不同的是，患者一旦被诊断为癌症，可能就会被认为是无法治愈的。从肿瘤学的角度来看，消除癌症不再是目标，缓和医疗可能是抗癌治疗的开始。从心理学的角度来看，此时死亡的感觉非常清晰，患者会产生恐惧、焦虑和创伤性应激反应。身体症状可能是一个突出的关注点，也可能不是，但普遍的心理任务是，在为死亡的确定性做好准备的同时，如何有意义地参与日常生活。为了帮助和支持患者完成被称为"双重觉知（double awareness）"的双重心理任务，加里·罗丁和萨拉·黑尔斯研发了管理癌症和有意义地生活（managing cancer and living meaningfully，CALM）疗法。

CALM疗法在缓和医疗和支持性治疗中具有独特的地位。这一疗法是在加拿大多伦多的玛格丽特公主癌症中心发展起来的，与此同时，我们的缓和医疗团队还构想了一个更为普遍、需要团队共同合作的早期缓和医疗干预方法。当时，我是玛格丽特公主癌症中心缓和医疗部门的主任，而加里是支持性治疗部门的主任。我和加里、萨拉进行了很多关于患者诊疗想法的交流。作为近20年在项目研发和临床治疗方面的紧密合作者，我们的观点自然会相互影响。CALM疗法和早期缓和医疗都是专门为癌症患者研发的，它们可以以一种改进的方式应用于其他限制生命或危及生命的疾病治疗，给需要应对进展期疾病的患者及其照护者一些应对挑战的策略。CALM疗法和早期缓和医疗均提供全方位护理，关注的是患者本人，而不是疾病本身。事实上，CALM疗法可能被认为是早期缓和医疗的心理照护部分。

在过去的20年里，早期缓和医疗一直是我的研究和临床实践的焦点。缓和医疗起源于20世纪60年代的安宁疗护运动，一般集中在生命的最后几天或几周。然而，我们的团队和其他人已经证明，当缓和医疗从早期开始，如从诊断为进展期疾病即开始，它会改善生活质量、症状控制程度和对医疗照护的满意度。早期缓和医疗与传统缓和医疗的不同之处在于，它是在病程早期主动提供，而不是在病程晚期被动提供。最初的重点是与缓和医疗团队建立支持、信任的关系，为患者及其家属提供情感和真正的支持与决策帮助，在症状变得严重之前就得到处理，并在患者和家属感觉合适的情况下讨论生命末期的规划。早期缓和医疗的核心原则是以家庭为中心，重点关注患者的需求，由跨学科团队以灵活、专注的方式提供服务。

当早期缓和医疗开始实施时，患者可能仅有轻微的甚至还没有出现躯体症状，这可能会使一些缓和医疗从业者感到不适应，因为在传统上对躯体症状的管理是最终讨论社会心理和生存问题的"桥梁"。CALM疗法提供了一个路线图来讨论和解决疾病的这些非躯体维度的重要问题，帮助患者和他们的照护者直面进展期疾病带来的困难。虽然关于躯体症状的干预方法以及心理痛苦的药物治疗在缓和医疗教科书中有很好的介绍，但缺乏对心理和生存问题进行心理治疗的系统干预方法。CALM疗法提供了一种结构化、灵活的方法来处理缓和医疗的这些重要方面，包括改善与医疗保健提供者的沟通、管理自我的变化以及与他人亲密关系的变化、重新考虑生活的目的和意义的来源，以及在有意义地投入生活的同时准备面对死亡。

CALM疗法不仅可以由精神科医生、心理医生和缓和医疗专家提供，也可以由任何与进展期癌症患者及其照护者互动的专业医疗保健人员提供。事实上，CALM疗法具有高度可扩展性。在三级保健机构中，对于精神科医生、心理学家、社会工作者和其他精神卫生专业人员来说，它是一种有用的心理治疗干预手段，能够为那些有中度至重度痛苦的患者提供照护。在治疗谱的另一端，CALM疗法可以为一线癌症照护人员如护士、家庭医生或肿瘤科医生，提供一个有价值的工作框架，以帮助患者应对因诊断为晚期不治之症而导致的悲伤和焦虑等常见反应。CALM疗法是一种可教授的、简短而循证的干预措施，可以很容易地纳入任何面临进展期疾病的患者的常规癌症照护中。这种可扩展性和与多学科的关联无疑有助于CALM疗法在全世界成功推广使用。

CALM疗法广泛的跨文化适用性也得到了证明，它在15个以上国家得到应用，遍及欧洲、北美洲、南美洲、大洋洲和亚洲。虽然不同国家和地区有关死亡和临终的文化习俗差异很大。但是作为CALM理念的发源地，多伦多被认为是世界上文化最多元化的城市之一。在CALM疗法的发展过程中，其对不同文化背景的人的适用性是一个非常重要的考虑因素。此外，尽管关于死亡，甚至癌症的讨论在一些国家可能是禁忌，但个体对癌症治疗的反应、身体症状、依赖，以及对死亡的恐惧和担忧是普遍的。CALM疗法为一种可能令人生畏的对话提供了工作框架，并为在广泛的社会文化背景下处理严重疾病的过程提供了指导。

值得一提的是，加里和萨拉不仅是优秀的治疗师，也是资深的研究人员。因此，他们通过严格的定量和质性研究，系统地建立了

CALM 疗法的循证基础。最终他们在《临床肿瘤学杂志》上发布了一项明确的临床Ⅲ期随机对照试验成果，该试验证明了 CALM 疗法与单纯常规照护相比的好处。

对希望将 CALM 疗法纳入临床实践的人员来说，这是一本必不可少的详细治疗手册。本书全面阐述了经过多年深入研究的 CALM 疗法的理论基础。我祝贺作者的这项非凡工作，它无疑将改善全世界未来几代进展期癌症患者及其照护者的生活质量。

前　言

　　本书是过去 20 年我们团队合作的成果。它始于我们对人类体验的共同兴趣，以及我们通过心理治疗干预来减轻痛苦的愿望。多年来，我们从最初的督导与被督导关系转变为伙伴关系，并创建了管理癌症和有意义地生活的治疗方法，即 CALM 疗法。事实上，CALM 疗法是我们在共同工作中发展出来并应对进展期癌症问题的干预原则和理念的结晶。虽然进展期疾病的问题有许多独特性，但在某些方面，CALM 疗法旨在解决人类对于生命的有限性和意义的基本困境。

　　很多人对 CALM 疗法的临床、研究和培训项目做出了重要贡献。克里斯・洛（Chris Lo）是一位擅长度量开发和心理测量学、研究方法学、数据分析和解释方面的研究型心理学家。他是研发 CALM 研究项目的重要合作伙伴，并为 CALM 疗法建立证据基础的临床试验中发挥了重要作用。里纳特・尼西姆（Rinat Nissim）是我们的同行，是玛格丽特公主癌症中心支持治疗部的心理学家，他主导了 CALM 疗法的质性研究，通过分析接受治疗的患者的言语内容，提供了关于 CALM 治疗体验及益处的宝贵信息。CALM 项目同样获得了马德琳・李（Madeline Li）的支持，她是玛格丽特公主癌症中心支持性照护部社会心理肿瘤科的主任，负责培训和督导研究人员如何识别进展期疾病患者的抑郁症状，在我们中心主导实施常规的痛苦筛查和循证干预措施。在过去的20年里，我们的研究项目经理安妮·莱德尔（Anne Rydall）为研究协调员、分析师、研究生和志愿者提供了宝贵的督导和持续的支持。CALM团队从玛格丽特公主癌症中心的许多学生、志愿者和研究人员的宝贵贡献中获益良多，他们是卡迈恩·马尔菲塔诺（Carmine Malfitano）、朱迪·荣格（Judy Jung）、奥布里·崔（Aubrey Chiu）、塔妮娅·潘戴（Tania Panday）、丹妮尔·彼得康·韦斯特伍德(Danielle Petricone Westwood)、萨拉·瓦特(Sarah Watt)、埃琳·唐(Eryn Tong）和艾卡特琳娜·安（Ekaterina An）。第一批训练有素的玛格丽特公主中心的CALM治疗师，包括社会工作者瓦莱丽·赫勒（Valerie Heller)、谢丽尔·坎特(Cheryl Kanter)、伦达·基布里克—拉齐尔(Rhonda Kibrick-Lazear）、菲奥雷洛·卢伯塔奇（Fiorella Lubertacci）和珍妮·沙希德（Jenny Shaheed），精神科医生彼得·菲茨杰拉德（Peter Fitzgerald）和高级执业护士凯利·麦圭根（Kelly McGuigan）、莫琳·麦克逊（Maurene McQuestion）和帕特里西娅·墨菲—凯恩（Patricia Murphy-Kane），他们参与了早期CALM试验，并公开分享了他们在CALM治疗方面的经验，从而启发和形成了CALM疗法以及我们的培训模式。CALM团队也受益于玛格丽特公主支持性治疗部和全球社会心理、缓和医疗和安宁疗护研究所（GIPPEC）的许多学生、志愿者和工作人员。这些年来，他们把自己的时间和精力投入行政与研究活动中，才有了CALM疗法今天的成果。除了上面提到的CALM研究人员，我们非常感谢GIPPEC项目经理莱斯利·查克林（Lesley Chalklin）、乔安娜·沙尔（Joanna Shnall）、阿兰娜·储（Alanna Chu）和特温克尔·阿罗拉（Twinkle Arora），他们对CALM疗法在全球的传播和保持我们与国际同行的联系至关重要。最后，在全球CALM项目推进的过程中，广泛国际合作联盟的形成与扩大，对我们来说，是一种意想不到的惊喜。我们在第 12 章和后记中对国际合作进行了更深入的描述，不仅对我们个人很有意义，并且通过加深我们对 CALM 跨文化适用性的理解，进一步支持了全球 CALM 项目的开展。

CALM 疗法的研发离不开我们与卡米拉·齐默尔曼的合作，我们与她一起建立了玛格丽特公主癌症中心的支持性治疗部。我们共同实现了最初的愿景，那就是建立一个由社会心理肿瘤学、缓和医疗、癌症康复和癌症幸存者构成的部门，并将研究与临床照护和教育完全结合起来。卡米拉一直是将缓和医疗整合入肿瘤学并进行规范研究以证明其有效性的先驱。我们在这种背景下研发了 CALM 疗法，为早期缓和医疗的心理维度增加了结构框架、培训和循证依据。这也极大地受益于多家机构的支持，如玛格丽特公主癌症中心、玛格丽特公主癌症基金会、多伦多大学 / 综合医院哈罗德和雪莉·莱德曼社会心理肿瘤学和缓和医疗中心、加拿大健康研究所（Canadian Institutes of Health Research），以及总部位于澳大利亚墨尔本、专注于癌症的国际慈善机构胡子月（Movember）。我们非常感谢他们在 CALM 项目发展的各个阶段为我们所提供的支持。

我们希望通过本书，丰富您对癌症相关影响的理解，并通过 CALM 等心理治疗干预手段，提供缓解痛苦和促进心理健康的机会。尽管 CALM 项目已经取得了很多成就，但未来几年我们将继续努力，进一步了解治疗过程，完善我们的测量工具，在全世界范围中搜集更多的循证依据，了解可能需要适应的任何文化，培训世界各地的 CALM 治疗师和督导师，并通过线上和其他平台让更多的人接触到 CALM 疗法。我们期待收到您关于进展期癌症问题和 CALM 干预的观察、反思和经验。

致　谢

感谢我们研究团队成员的宝贵编辑协助，特别是安妮·巴伯（Anne Barbeau），安妮·莱德尔，埃琳·唐和特温克尔·阿罗拉，以及牛津大学出版社安德烈亚·诺布洛克（Andrea Knobloch）和杰奎琳·巴克利（Jacqueline Buckley）在出版过程中的全程支持。

主要贡献者

埃卡特琳娜·安，理学硕士

多伦多综合医院玛格丽特公主癌症中心支持治疗部、加拿大多伦多大学玛格丽特公主癌症中心、全球社会心理缓和医疗和安宁疗护研究所临床研究协调员

（第8、9章）

詹妮弗·贝尔博士

多伦多综合医院玛格丽特公主癌症中心支持治疗部生物伦理学家、加拿大多伦多大学精神病学副教授、生物伦理学联合中心成员

（第6章）

阿兰娜·储，公共卫生学硕士

多伦多综合医院玛格丽特公主癌症中心支持治疗部、加拿大多伦多大学玛格丽特公主癌症中心、全球社会心理缓和医疗和安宁疗护研究所临床研究分析师

（第12章）

弗鲁克耶·德·弗里斯（Froukje de Vries）医学博士，哲学博士

加拿大多伦多综合医院玛格丽特公主癌症中心支持性治疗部与荷兰阿姆斯特丹荷兰癌症研究所精神科和生活质量中心（Department of Psychiatry and Centre for Quality of Life, Netherlands Cancer Institute）精神科医生

（第 10 章）

卡迈恩·马尔菲塔诺（Carmine Malfitano），社会工作硕士，注册社会工作者

多伦多综合医院玛格丽特公主癌症中心支持治疗部研究型社工、加拿大多伦多大学玛格丽特公主癌症中心缓和医疗和安宁疗护社会心理全球研究所研究助理、意大利菲拉拉市的菲拉拉大学（University of Ferrara）博士研究生

（第 2、9 章）

里纳特·尼西姆（Rinat Nissim）博士，临床心理学博士

多伦多综合医院玛格丽特公主癌症中心支持性治疗部临床心理学家；加拿大多伦多，多伦多大学精神医学系助理教授

（第 3 章）

吉拉·K. 夏皮罗（Gilla K. Shapiro），文学硕士，公共政策 / 公共管理硕士，临床心理学博士

加拿大多伦多综合医院玛格丽特公主癌症中心支持性治疗部博士后

（第 7 章）

克洛·肖（Chloe Shaw），哲学博士，研究型硕士

英国伦敦妇女健康研究所（Institute for Women's Health）新生儿科名誉副研究员

（第 5 章）

目 录

导言

行走的伤员

等待死亡不是生活之道。

—— CALM 项目参与者

医疗的进步和人口结构的变化意味着世界上越来越多人将与进展期癌症共存。他们是行走的伤员，面临着即将死亡的威胁和继续生活的挑战。他们生活的目标不同于那些处于生命终末期的人，后者的主要目标是舒适而平静地面对死亡。尽管做到这样并不容易，但在某些方面，面对进展期疾病而有意义地生活难度更大。

为面临即将死亡的威胁的癌症患者研发一项关于心理治疗的方案是一项艰巨的任务。它需要多个学科包括肿瘤学、缓和医疗、心理学、心理治疗和存在主义哲学来完成，每门学科都有大量的专业文献和各自的话语体系，而跨学科知识、经验或实际应用的分享交流相对较少。这本书旨在实现原本难以实现的意图，即在这些学科间架起桥梁，并为治疗师和患者提供一个路线图，以应对进展期疾病的挑战。

这本书从进展期癌症的心理和社会维度开始，汲取了我们团队和其他同行几十年的临床经验和研究成果。我们已经对 1000 多名晚期或转移性癌症患者及其家庭进行了定性和定量研究（见第3章）。这些诊断名称泛指正在进展和有可能缩短生命的癌症，但这些患者仍然有可能过上有意义的生活。虽然我们都不知道我们的生命将在哪一年终结，但被诊断为进展期癌症却让这种不确定性变为不适感。这种疾病是一种"不受欢迎的入侵者"，它侵入患者的生活，正如西格蒙德·弗洛伊德（Sigmund Freud）所描述的那样，他患有口咽癌超过15年（Romm, 1983）。尽管罹患癌症，但弗洛伊德被确诊后的几年是他人生中最有意义和成就的一段时光。管理癌症和有意义地生活，也即CALM疗法是我们团队研发的一种循证干预措施，旨在帮助患者及其照护者有效地应对进展期疾病引发的挑战、任务和危机，并使他们尽可能过上有意义的生活。

CALM 的发展路径

20多年前，我们在加拿大多伦多的玛格丽特公主癌症中心开始了与癌症治疗有关的工作，希望能寻找到更好地支持进展期癌症患者及其照护者的方法。我们发现，当患者沉浸在癌症治疗的世界中时，有时也会迷失方向，他们努力维持"在健康王国和疾病王国的双重国籍"（Sontag, 1978, p.3）。我们的目标是找到这些患者，识别出在他们的家庭和癌症治疗环境中给他们带来支持与让他们陷入危险的因素。我们考察了依恋安全和精神健康等因素的影响，并重新界定了死亡焦虑、死亡意识、死亡接受度和生存意志的传统概念。根据我们的经验观察以及依恋、关系和恐惧管理等理论框架，我们重新定义了临终心理学，并研发了一种临床干预措施，旨在使患者在面对进展期疾病时减少痛苦和促进成长。

什么是 CALM 疗法？

CALM 是一种半结构化的、支持性表达心理干预措施，可以简化至三到六次。CALM 疗法为患者提供了一个框架和反思空间，以考虑在进展期癌症中出现的现实和深层的问题。虽然进展期癌症可能以多种方式影响患者及其家庭，但这种情况给他们带来的挑战是具有共性特征的。CALM 疗法帮助临床医生处理四个不同但相互关联的维度，这反映了进展期癌症患者最常面临的挑战和机遇。这些内容包括：

（1）症状管理和与医疗保健提供者的沟通，其中包括探查患者的身体症状和功能，他们与医疗保健提供者的关系，以及他们对自身医疗照护和决策的参与情况。患者与医疗保健提供者之间的关系是至关重要的，因为患者的症状需要谨慎且考虑全面的均衡管理，必须做出生死攸关的治疗决定，以及应对疾病相关的持续担心。越来越多的患者被鼓励参与决策，但由于治疗决策的复杂性和缺乏具体客观指标，与医疗保健提供者的信任关系对患者的参与情况至关重要。对许多患者来说，发展这些与医疗保健提供者的信任关系是一个巨大的挑战，特别是门诊沟通往往很简短，而且更多的关注点在于疾病及其症状，而不是患者的价值观和体验。CALM 治疗师为患者创造了一个安全的空间，以阐明可能影响他们治疗决策的价值观和信念（见第 6 章），并讨论与他们的医疗保健团队的关系和沟通。

（2）自我和与亲密他人关系的变化，包括帮助患者保持或恢复他们的自我意识和核心身份认同。进展期疾病可能会破坏他们的身体形象、功能和从事有意义活动的能力。这种疾病带来的高度依赖也对许多进展期癌症患者构成了巨大的威胁。那些倾向于自力更生、更自主、更愿意照料他人的人，现在必须接受自己的脆弱和对他人的依赖。那些担心是否可以获得支持的人可能会变得非常痛苦。CALM 治疗师必须注意依恋安全（见第 4 章），并帮助患者在遭受进展期疾病痛苦时重新调整重要的依恋关系。

（3）精神追求和生活中的意义感及目的感，这是指患者的价值观、信念与意义感、目标以及在寿命缩短情况下的优先事项安排。由于感受到时间的紧迫性，患者需要重新考虑生活中哪些事是有意义的或可能有意义的，而 CALM 疗法提供的反思空间可以支持这些意义和优先级的转变。CALM 疗法旨在帮助患者了解他们的生活和他们当前的情况，并了解他们过去的经历如何影响当前的疾病经历。这可能会让患者感到自己给社会带来了积极的影响，但这可能首先需要接受和认可生活的遗憾和失望。治疗师对患者的这些痛苦的共情和理解，可能有助于患者恢复并整合他们过往和当下生活中更积极的元素。

（4）为未来作准备，维持希望，面对死亡，其中包括探索对死亡的态度和恐惧情绪，以及对未来的规划和生命末期的安排。CALM会谈可以提供一个安全的场所，这样就可以开启这些敏感而重要的对话，特别是对于那些担心这样的讨论会给家庭带来过重负担或痛苦的患者。患者出现在生命终结期的顾虑可能与如下感受有关：重要的生活目标没有实现，与重要关系的结束缺少告别，他们的死亡会给亲人造成负担，突然性死亡或死亡过程比较痛苦。对未来的不确定性不仅可能带来巨大的痛苦，还可能创造一个"当前时刻（now moment）"（Stern et al., 1998），在这个时刻，患者可以重新思考他们现在的生活，以及余生如何过活。

CALM 疗法的这四个维度为治疗师提供了指引与路标，是进展期疾病患者的重要议题，应创造机会进行讨论。这些维度有助于构建 CALM 疗法的目标，这是简短心理治疗的一个重要方面（Malan, 1976），尽管每个维度的顺序和优先级会随着患者和疗程的不同而有所不同。我们最初将这些维度称为"模块（modules）"，但发现这个术语暗示了固定的处理顺序。出于这个原因，我们将它们重新命名为"维度（domains）"，这个术语似乎能更好地代表广泛且相互关联的重要方面。这更符合 CALM 治疗师的目的，即遵从患者的叙述，而不是坚持一个固定的议题序列。当我们探究与死亡相关的问题（第四个维度）时，对 CALM 疗法维度序列的灵活变通就变得尤其明显。鉴于与死亡相关问题的敏感性可能会造成恐惧感，我们曾预计，这一维度的问题直到治疗临近结束时或在病程后期才会出现。然而，我们发现即使没有特定的提示，死亡相关的话题通常会在第一次治疗的早期就出现，患者在回应治疗师的开放式提问时会主动提及（Shaw et al.，2017）。

治疗关系是 CALM 治疗所有努力所依赖的基础。治疗师的目标是提供一个安全的空间，对患者的体验保持好奇和开放态度，支持他们探索新的生活方式和生存模式的勇气。CALM 治疗师会探索性地提供解释，目的是与患者共同创造新的意义。CALM 疗法旨在支持"双重觉知"，这是我们团队阐述的一个概念，在规划疾病的局限性和生命终结的同时，维持生命与生活依然进行中的存在感（Rodin & Zimmermann，2008; 见第 5 章）。在进展期疾病的背景下维持双重觉知这一目标与先前的一些生命末期调整模式中所叙述的从反抗和否认到接受的线性发展过程是完全不同的（Kübler-Ross，1969; 见第 3 章）。CALM 疗法也完全符合现代治疗过程的观点，即共同构建相互有意义的叙事（Atwood & Stolorow，1984），而不是历史真相的发现（Spence，1982）。这种个人叙述所产生的意义感和连贯性，被称为自传式推理，是个人学习管理困难生活经历的重要手段（Weststrate & Glück, 2017）。CALM 治疗师能感受情感的存在，并关注情感的调节，使这一过程得以持续，治疗师的目标是促进情绪表达，减少情绪的麻木或持续的、压倒性的痛苦情绪。

循证基础

我们团队在过去 20 年里进行的研究已经证实，进展期疾病患者也几乎都有生存意志，即使他们了解自己的预后和未来的情况（如 Rodin et al., 2007）。尽管在世界上某些地方，公众对协助死亡很感兴趣，但人类的生存意志似乎是"固有的"，即使生命即将结束。与此同时，进展期疾病患者认为与医疗保健提供者就疾病和预后进行共情和真诚的沟通非常重要（Rodin，Mackay，et al., 2009）。这种沟通对于他们在复杂和具有挑战性的进展期疾病背景下作出明智的决策至关重要。家庭和医疗保健提供者为保护癌症患者，不让他们意识到其病情的严重性所作的善意努力，可能只会增加他们的孤独感。在这种情况下，心理调整并不取决于如何避免讨论那些不可避免的事情，而是取决于处理可能存在的深切的失落和哀伤的感受，寻找新的意义来源，接受日益依赖的需求，并保持自我意识，尽管个体受到疾病的破坏。CALM 疗法是为解决这些问题而设计的。

促进 CALM 疗法发展的循证基础和我们评估其有效性的科学框架，极大地促进了肿瘤学和支持性照护领域对其的接受。从 2007 年生存意志的纵向研究开始，我们证明了抑郁和意志消沉的症状在进展期癌症患者中很常见，并且往往随着生命临近终点而恶化（Lo et al., 2010；见第 3 章）。我们应用并测试了恐惧管理理论（见第 2 章），旨在更好地理解可能使患者远离痛苦的保护性因素或使其感到痛苦的风险因素。与这一理论相一致的是，我们证明了三个心理支柱——自尊、依恋安全和生命意义感——具有保护晚期患者免受抑郁和意志消沉影响的重要作用（Rodin，Lo，et al., 2009）。CALM 疗法的目的是加强这种支持，并帮助进展期疾病患者管理他们将不可避免地面临的障碍。

我们进行的 CALM 随机对照试验进一步增强了有关其疗效的临床观察的科学可信度。该试验表明，CALM 疗法在 3 个月和 6 个月时都可以有效缓解和预防抑郁症状（见第 7 和第 10 章；Rodin et al., 2018）。它还表明，对于那些对死亡和临终有中度焦虑的人，CALM 疗法可以缓解和预防这种痛苦。接受 CALM 疗法干预者自己为生命结束做了更好的准备。在所有 CALM 特定疗法的维度中，那些接受过 CALM 疗法干预的人，幸福感明显高于那些只接受常规照护者（见第 10 章）。

进展期疾病患者的心理状态无法与他们所生活的癌症世界割裂开。这一假设是 CALM 疗法的基础，我们旨在将 CALM 疗法与癌症照护和缓和医疗充分结合。在这种情况下，深入了解癌症世界的治疗师具有独特的价值。CALM 治疗师所被赋予的角色为他们提供了时间和空间来深入解决在缓和医疗或癌症治疗中通常无法解决的心理问题，而这些学科的从业者需要完成其他本职工作。

本书构架

本书是为所有领域的医疗保健提供者而写，他们希望更多地了解进展期疾病的心理学和如何更有效地进行干预，以帮助那些患有危及生命疾病的患者。对那些有志于深入理解上述问题的患者和照护者也有价值。

本书的第一部分从对理论框架和研究的探索开始，这些理论框架和研究促进了 CALM 疗法的发展。CALM 疗法是在医学和我们对心灵的理解发生变革性发展的背景下出现的。CALM 疗法是在以下先驱者的工作基础上发展而来的：著名心理学家海因茨·科胡特（Heinz Kohut，1977）、约翰·鲍尔比（John Bowlby，1969）、斯

蒂芬·米切尔（Stephen Mitchell，2000）、伊丽莎白·库布勒—罗斯
（Elisabeth Kübler-Ross，1969）、巴尼·格拉泽（Barney Glaser）和
安塞尔姆·斯特劳斯（Anselm Strauss）（1965）、曼塞尔·帕蒂森
（E. Mansell Pattison，1965，1977）和达姆·西塞莉·桑德斯（Dame
Cicely Saunders，2001）。这些先驱者将心理治疗、医学和安宁疗护
方面的观点从更实证主义模式转变为更直接关注人类主体性及其共情
理解的模式。与早期缓和医疗的其他方面一样，CALM疗法的出现旨
在帮助解决与新的医疗技术所带来的进展期疾病患者生存期延长相关
的问题。

　　本书的第二部分包含了CALM疗法手册，它提供了CALM干预的
具体内容和过程。这部分概述了CALM疗法的实际应用，既适用于那
些刚接触心理干预的工作者，也适用于那些对CALM疗法比较有经验
的工作者。

　　我们希望这本书能够提供全新而又熟悉的方法，让人们了解如何
帮助进展期疾病患者在剩下的时间里尽可能好地生活。我们在这部作
品中试图为那些身患危及生命疾病的患者打开一扇通往外部世界的心
灵之窗，我们相信这对人们对人类处境的理解和我们每个人选择如何
生活都会产生深远的影响。我们非常感谢您与我们一起了解进展期疾
病患者及其家属的生活。我们希望向那些处于人生低谷的人们至少传
递一些力量、同情和帮助。我们希望这段文字能够鼓舞你参与这项工
作，并参与我们所开展的全球项目，以帮助进展期疾病患者及其家属
管理癌症，活出意义。

参考文献

Atwood, G., & Stolorow, R. (1984). *Structures of subjectivity:*

Explorations in psychoanalytic phenomenology. The Analytic Press.

Bowlby, J. (1969). *Attachment and loss*. Vol. I: Attachment. Hogarth Press and the Institute of Psycho-Analysis.

Glaser, B. G., & Strauss, A. L. (1965). *Awareness of dying*. Aldine Transaction.

Kohut, H. (1977). *The restoration of the self.* International Universities Press, Inc.

Kübler-Ross, E. (1969). *On death and dying*. Tavistock Publications.

Lo, C., Zimmermann, C., Rydall, A., Walsh, A., Jones, J. M., Moore, M. J., Shepherd,

F. A., Gagliese, L., & Rodin, G. (2010). Longitudinal study of depressive symptoms in patients with metastatic gastrointestinal and lung cancer. *Journal of Clinical Oncology*, 28(18), 3084–3089.

Malan, D. H. (1976). *The frontier of brief psychotherapy: An example of the convergence of research and clinical practice*. Plenum Medical Book Co.

Mitchell, S. A. (2000). *Relationality: From attachment to intersubjectivity*. The Analytics Press.

Pattison, E. M. (1977). *The experience of dying*. Prentice Hall.

Rodin, G., Lo, C., Mikulincer, M., Donner, A., Gagliese, L., & Zimmermann, C. (2009). Pathways to distress: The multiple determinants of depression, hopelessness, and the desire for hastened death in metastatic cancer patients. *Social Science & Medicine*, 68(3), 562–569.

Rodin, G., Lo, C., Rydall, A., Shnall, J., Malfitano, C., Chiu, A., Panday, T., Watt, S., An, E., Nissim, R., Li, M. Zimmermann, C., & Hales, S. (2018). Managing Cancer and Living Meaningfully (CALM): A randomized controlled trial of a psychological intervention for patients with advanced cancer. *Journal of Clinical Oncology*, 36(23), 2422–2432.

Rodin, G., Mackay, J. A., Zimmermann, C., Mayer, C., Howell, D., Katz, M., Sussman, J., & Brouwers, M. (2009). Clinician-patient communication: A systematic review. *Supportive Care in Cancer*, 17(6), 627–644.

Rodin, G., & Zimmermann, C. (2008). Psychoanalytic reflections on mortality: A reconsideration. *Journal of the American Academy of Psychoanalysis and Dynamic Psychiatry*, 36(1), 181–196.

Rodin, G., Zimmermann, C., Rydall, A., Jones, J., Shepherd, F. A., Moore, M., Fruh, M., Donner, A., & Gagliese, L. (2007). The desire for hastened death in patients with metastatic cancer. *Journal of Pain and Symptom Management*, 33(6), 661–675.

Romm, S. (1983). *The unwelcome intruder: Freud's struggle with cancer*. Praeger. Saunders, C. (2001). The evolution of palliative care. *Journal of the Royal Society of Medicine*, 94 (9), 430–432.

Shaw, C., Chrysikou, V., Davis, S., Gessler, S., Rodin, G., & Lanceley, A. (2017). Inviting end-of-life talk in initial CALM therapy sessions: A conversation analytic study. *Patient Education and Counseling*, 100(2), 259–266.

Sontag, S. (1978). *Illness as metaphor*. Farrar, Straus and Giroux.

Spence, D. P. (1982). *Narrative truth and historical truth: Meaning and interpretation in psychoanalysis*. W. W. Norton and Company.

Stern, D. N., Sander, L. W., Nahum, J. P., Harrison, A. M., Lyons-Ruth, K., Morgan, A. C., Bruschweiler-Stern, N., & Tronick, E. Z. (1998). Non-interpretive mechanisms in psychoanalytic therapy: The 'something more' than interpretation. *International Journal of Psycho-Analysis*, 79 (Pt 5), 903–921.

Weststrate, N. M., & Glück, J. (2017). Hard-earned wisdom: Exploratory processing of difficult life experience is positively associated with wisdom. *Developmental Psychology*, 53(4), 800–814.

第一部分

CALM 疗法的基础

第1章

现代生活中死亡的意义

引言

> 20 世纪，医疗和公共卫生干预措施取得了前所未有的进展，全球预期寿命延长了一倍（Roser et al., 2019）。然而，以支持许多人度过生命中最困难时期的医疗照护在人文层面的投入并没有随之增加缓和医疗的出现，更确切地说，CALM 干预措施的出现，是为了应对人群日益增长的需求以及弥补现代医疗照护对痛苦关注的缺失。

医学对疾病影响患者的社交和心理方面的重视相对较低，这有许多原因，包括现代医学教育的性质、医疗保健决策者的偏见和优先事项的选择，以及社会对疾病和死亡的态度。高收入国家对生物技术和积极的医疗干预措施的投入巨大，但并没有对缓和医疗和支持性照护给予必要和补充性的投入（Jordan et al., 2018）。即使在低收入和中等收入国家，也经常投资于收效甚微却昂贵的医疗干预技术，而没有确保医疗或支持性照护的基本要素到位（Sullian et al., 2017）。人们常常认为把医疗技术和积极干预放在优先位置是客观现实和不言而喻的，而不是反映"健康价值的文化体系"（Napier et al., 2014，p.1607）。

在这种观念下，精神痛苦可能比其他形式的痛苦更不受重视。

近几十年来，公众和患者希望在面对疾病负担和死亡威胁的时候能够得到更好的支持，这一呼声越来越高。造成这种期望的部分原因是许多社会的世俗化以及历史文化意义的逐渐丧失。这种社会转变使得许多患者和家属向医疗保健提供者寻求情感与意义感的支持（Timmermans，2005）。缓和医疗是为了应对这些需求而出现的，但即使在这个人文主义最盛的领域，人们也更关注疾病对身体造成的负担，而不是对患者的心理和社交方面带来的负担。

世界上大多数地区的医疗保健提供者缺乏向患者提供有效心理照护的培训与支持，这与现代医学倾向于优先采用涉及生物学和技术的方法而不是涉及共情的方法是一致的（Napier et al., 2014）。几乎可以肯定的是，共情是成本最低的医疗干预，它不仅是人类与生俱来的能力，还可以通过教育和示范来增强这种能力（Buckman et al., 2011）。共情是 CALM 疗法的核心治疗元素。

为什么是癌症？

癌症被称为"疾病之王"（Mukherjee，2010），从古到今一直引起人类的恐惧。它曾经是一种隐藏而神秘的疾病，但在 20 世纪已经成为社会和医疗的中心焦点。癌症预计将成为 21 世纪的主要死亡原因，也是世界上每个国家提高预期寿命的唯一重要障碍（Bray et al., 2018）。癌症发病率和患病率的上升与多种因素有关，包括人口老龄化和人口增长、与心脏疾病和传染性疾病相关的死亡率下降以及会增加患癌风险的生活方式的改变（Bray et al., 2018）。此外，免疫治疗和新的靶向治疗为许多患者带来了长期缓解或停止疾病进展的效果，且与相关传统化疗相比毒性更小，导致更多人同进展期癌症共存。确实，提高这些人的生存率是近几十年来在医学领域最显著的成就之一。然而，在一些癌症类型中，经治疗降低死亡率的幅度令人失望，这些人剩下的时间变得更加宝贵。在这种情况下，尽管存在疾病的负担和癌症复发或进展的可能性，但是患者必须找到有意义的生活方式。

在癌症照护中，人格尊严的丧失

现代医疗保健已经变得更加专业化和技术化，而许多患者经常会在治疗环境中遭遇非人性化的体验，这是一种意料之外的影响（Høybye & Tjørnhøj-Thomsen，2014）。癌症治疗的临床交流通常是简短的，且集中于疾病和治疗，几乎没有时间关注人（Sullian et al., 2017）。有人认为这与传统医学的衰落有关。在传统医学中，医生了解他们的患者及其家人的整个生命周期，而治疗关系是临床诊疗的核心。医学的专业化和技术化以及大型城市中心人口的增长往往破坏了这些更私密的医疗关系。专注于沟通与保持和谐的医患关系被视为"软技能"，不是学习或教学中必不可少的内容。令人不安的是，上述问题造成的结果是在医学院住院医师培训过程中，现代医学实习生的同理心实际上有所下降（Quince et al., 2016）。这种下降可能源于受训者所接受的教育，源于他们所观察到的自己所尊敬的人的实践，以及在他们应对充满情感的医疗境况时缺乏支持的经历（Buckman et al., 2011）。虽然人工智能和机器学习可能会带来疾病诊断和治疗方面的进步（Lynch & Liston, 2018;Topol, 2019），但至少在短期内，这些发展不太可能取代人际关系在医疗保健中的治疗价值。

临床医生也受到社会和医疗保健变化的影响，随着医疗系统日益技术化，越来越注重与疾病相关的干预措施，他们在这方面不断努力，甚至在患者临近生命末期也是如此。有人提出全球对成本效益的关注导致了医疗保健的逐渐非人性化，因此我们需要向以患者为中心的卫生系统转变（The Lancet [Editorial], 2019）。医务人员正在失去与患者沟通的能力，道德困境和职业倦怠在肿瘤科医生和其他临床医生中已被证明是常见的（Yates & Samuel, 2019）。

以消费者为导向的医疗保健的崛起

现在世界上许多地区的人坚持要求参与医疗决策和医疗保健指导，以改善自己的生活质量和延长寿命。越来越多的患者在病程中向医务人员寻求心理支持，但有时会非常失望。美国一家大型癌症中心的一项研究指出，进展期癌症患者希望从医生那里得到的支持与他们实际得到的支持之间存在差距。这项研究表明，相当多的进展期癌症患者希望他们的医生提供精神照护，但只有一小部分医生接受了充分的相关培训（Balboni et al., 2013）。为了弥合这一差距，我们需要在本科、研究生和继续医学教育项目中加强这些技能的培训（Bylund, 2017；Patel et al., 2019）。

社会对死亡和临终问题的关注度越来越高，这也促使越来越多的人提出医疗系统对进展期疾病患者的照护应该从诊断开始，一直延续到生命末期。在一些地区，身体健康的人会通过"死亡咖啡馆"活动聚会方式来讨论和面对死亡，希望为不可避免的死亡做好准备（Miles&Corr, 2017）。阿图·葛文德（Atul Gawande）的《最好的告别》（*Being Mortal*，2014）和保罗·卡拉尼什（Paul Kalanithi）的《当呼吸化为空气》（*When Breath Becomes Air*, 2016）等非虚构类热门书已成为国际畅销书。这些转变可能与医疗进步和进展期疾病患者生存时间延长有关，也可能是对经常出现的非人性化医疗照护的回应。

对进展期癌症患者的心理干预

为了应对这些社会变化，越来越多的人认识到，对进展期疾病患者的照护应延伸到心理、社交和精神层面。这就需要临床医生接受更好的培训，以帮助患者应对他们所需要的巨大调整（Galushko et al., 2012; Hales et al., 2014）。经循证医学证实适用于进展期癌症患者的心理治疗方法逐渐出现（Rodin et al., 2020; 参见本书第 9 章）。其中之一是 CALM 疗法，它与癌症治疗和缓和医疗相结合，既关注疾病的进展和生命的结束，也关注与进展期疾病共存的生活。

CALM 的演变

作为在一个综合性癌症中心工作了 20 多年的精神科医生，我们一直深耕于癌症照护的医学世界和不治之症患者的个人世界。患者及其家人的勇气与勇敢令我们感动和印象深刻，他们面临的共同挑战也令我们震惊。我们在世界各地癌症中心的同行也做了类似的观察，虽然缺乏系统或统一的方法，但是他们也在努力应对这一挑战，帮助患者和家属管理进展期癌症，并使患者尽可能过有意义的生活。

我们的目标是研发一种干预措施，可作为晚期和进展性疾病患者的标准照护的一部分来实施。我们已经确信，传统的癌症治疗方法是等到患者出现情绪低落、意志消沉状况或有自杀倾向时再转而介绍他们接受心理治疗，这无法满足患者的需求。根据研究和理论，以及最重要的是，根据我们每天在诊所出诊的经验，我们研发了 CALM 疗法。在过去的十年里，来自世界各地的同行对这种方法表现出了巨大的兴趣和热情。在他们的帮助下，我们现在已经对全球成千上万名临床医生做了培训，其中许多人年复一年地回到加拿大多伦多参加我们的培训研讨会（见第 12 章）。我们的同行一直要求出版一部作品，将所有内容涵盖其中，于是就有了这本书。

我们知道，不可能用语言来捕捉这些人类互动的辛酸和力量，但我们希望本书中的相关描述和案例至少能够传递 CALM 疗法中关于亲密关系和个人议题的信息。我们让读者自己判断这种方法是否可以或应该成为世界各地进展期癌症患者照护的基本和标准。我们相信，这将更好地服务于患者和他们的家人，也许会让更多的临床医生参与其中以帮助进展期癌症患者管理他们的疾病，让他们的生活过得更有意义。

参考文献

Balboni, T. A., Balboni, M., Enzinger, A. C., Gallivan, K., Paulk, M. E., Wright, A., Steinhauser, K., VanderWeele, T. J., & Prigerson, H. G. (2013). Provision of spiritual support to patients with advanced cancer by religious communities and associations with medical care at the end of life. *JAMA Internal Medicine*, 173(12), 1109–1117.

Bray, F., Ferlay, J., Soerjomataram, I., Siegel, R. L., Torre, L. A., & Jemal, A. (2018). Global cancer statistics 2018: GLOBOCAN estimates of incidence and mortality worldwide for 36 cancers in 185 countries. *CA: A Cancer Journal for Clinicians*, 68(6), 394–424.

Buckman, R., Tulsky, J. A., & Rodin, G. (2011). Empathic responses in clinical practice: Intuition or tuition? *CMAJ: Canadian Medical Association Journal*, 183(5), 569–571.

Bylund, C. L. (2017). Taking the 'training' out of communication skills training. *Patient Education and Counseling*, 100(7), 1408–1409.

Galushko, M., Romotzky, V., & Voltz, R. (2012). Challenges in end-of-life communication. *Current Opinion in Supportive and Palliative Care*, 6(3), 355–364.

Gawande, A. (2014). *Being mortal: Ilness, medicine, and what matters in the end*. Metropolitan Books.

Hales, S., Chiu, A., Husain, A., Braun, M., Rydall, A., Gagliese, L., Zimmermann, C., & Rodin, G. (2014). The quality of dying and death in cancer and its relationship to palliative care and place of death. *Journal of Pain and Symptom Management*, 48(5), 839–851.

Høybye, M. T., & Tjørnhøj‐Thomsen, T. (2014). Encounters in cancer treatment: Intersubjective configurations of a need for rehabilitation. *Medical Anthropology Quarterly*, 28(3), 305–322.

Jordan, K., Aapro, M., Kaasa, S., Ripamonti, C. I., Scotté, F., Strasser, F., Young, A., Bruera, E., Herrstedt, J., Keefe, D., Laird, B., Walsh, D., Douillard, J. Y., & Cervantes, A. (2018). European Society for Medical Oncology (ESMO) position paper on supportive and palliative care. *Annals of Oncology*, 29(1), 36–43.

Kalanithi, P. (2016). *When breath becomes air*. Random House. Lynch, C. J., & Liston, C. (2018). New machine-learning technologies for computer aided diagnosis. *Nature Medicine*, 24(9), 1304–1305.

Miles, L., & Corr, C. A. (2017). Death cafe: What is it and what we can learn from it. OMEGA-*Journal of Death and Dying*, 75(2), 151–165.

Mukherjee, S. (2010). *The emperor of all maladies: A biography of cancer*. Simon & Schuster. Napier, A. D., Ancarno, C., Butler, B., Calabrese, J., Chater, A., Chatterjee, H., Guesnet,

F., Horne, R., Jacyna, S., Jadhav, S., Macdonald, A., Neuendorf, U., Parkhurst, A., Reynolds, R., Scambler, G., Shamdasani, S., Smith, S. Z., Stougaard-Nielsen, J., Thomson, L., Tyler, N., Volkmann, A. M., Walker, T., Watson, J., Williams, A. C., Willott, C., Wilson, J., & Woolf, K. (2014). Culture and health. *The Lancet*, 384(9954), 1607–1639.

Patel, S., Pelletier-Bui, A., Smith, S., Roberts, M. B., Kilgannon, H., Trzeciak, S., & Roberts, B. W. (2019). Curricula for empathy and compassion training in medical education: A systematic review. *PLoS One*, 14(8), e0221412.

Quince, T., Thiemann, P., Benson, J., & Hyde, S. (2016). Undergraduate medical students' empathy: Current perspectives. *Advances in Medical Education and Practice*, 7, 443–455.

Rodin, G., An, E., Shnall, J., & Malfitano, C. (2020). Psychological interventions for patients with advanced disease: Implications for oncology and palliative care. *Journal of Clinical Oncology*, 38(9), 885–904.

Roser, M., Ortiz-Ospina, E., & Ritchie, H. (2019). Life Expectancy. *Published online at OurWorldInData.org*. Retrieved from: 'https://ourworldindata.org/life-expectancy' [Online Resource. First published in 2013; last revised in October 2019].

Sullivan, R., Pramesh, C. S., & Booth, C. M. (2017). Cancer patients need better care, not just more technology. *Nature*, 549(7672), 325–328.

The Lancet [Editorial]. (2019). Physician burnout: The need to rehumanise health systems. *Lancet*, 394(10209), 1591.

Timmermans, S. (2005). Death brokering: Constructing culturally appropriate deaths. *Sociology of Health & Illness*, 27(7), 993–1013.

Topol, E. (2019). *Deep medicine: How artificial intelligence can make healthcare human again*. Basic Books.

Yates, M., & Samuel, V. (2019). Burnout in oncologists and associated factors: A systematic literature review and meta−analysis. *European Journal of Cancer Care*, 28(3), e13094.

第 2 章

恐惧的管理

从最初的消息，到随后的每一条信息，感觉越来越糟。

——CALM 项目参与者

引言

CALM 疗法的一个基本目标是帮助患者和家属管理从诊断为癌症开始以及发展为转移性癌症的病程中出现的恐惧情绪。随着疾病的进展，抑郁和意志消沉的状态很常见，同时焦虑和恐惧通常是获知坏消息后的直接心理反应。这种反应可以是深刻和全面的，症状的严重程度可以达到急性应激障碍 (acute stress disorder, ASD) 的诊断标准，如果是持续的，则符合创伤后应激障碍 (post-traumatic stress disorder, PTSD) 的诊断标准。在本章中，我们将描述在进展期癌症的诊断、进展或复发后可能出现的创伤状态，以及 CALM 疗法对缓解其症状的独特贡献。

创伤与应激相关障碍

遭受创伤事件会导致显著的心理痛苦，在《精神障碍诊断与统计手册（第五版）》（*Diagnostic and Statistical Manual of Mental Disorders-Fifth Edition*）（DSM-5; American Psychiatric Association[APA]，2013）中被归类为创伤和应激相关障碍，常见于受遇身体伤害和性侵犯及意外事件后（Shalev et al., 2017）。ASD 和 PTSD 通常表现为以下四类症状群，包括：

（1）侵入性的心理症状，可能出现在梦境、记忆或创伤的分离性闪回中，表现为回忆创伤事件时出现强烈和持久的心理痛苦或生理反应；

（2）逃避与创伤事件相关的刺激，包括故意试图避免创伤相关的内部和外部提醒；

（3）情绪或认知的改变，包括自责，持续的消极情绪或无法体验积极情绪，对重要活动的兴趣减退，与他人的疏离感，无法记住创伤事件的细节，以及对自我、他人或世界的消极信念。

（4）高唤醒和高反应性，可能表现为易怒或愤怒、鲁莽或自我毁灭的行为、高度警觉、注意力不集中、夸张的惊吓反应和睡眠问题（APA，2013）。

这些症状损害了患者的功能性能力和身体健康，并与一些不良后果相伴，包括自杀和过早死亡（Shalev et al., 2017）。ASD 和 PTSD 的诊断标准见表 2.1。

表 2.1　ASD 和 PTSD 在成人中的差异

分类	急性应激障碍	创伤后应激障碍
标准	至少九种症状，不论它们属于哪类症状群。 注：ASD 只包括解离性遗忘和无法体验积极情绪作为情绪和认知改变的一部分，不包括冲动和自我毁灭的行为	·至少存在一个侵入症状（见上） ·至少一个回避症状 ·至少两个情绪和认知改变症状 ·至少两个明显唤醒和反应性症状 注：现实解体并不包括在诊断标准中，但可以作为一种并发的解离症状而成为诊断的一部分
时间	3 天至一个月	至少一个月

进展期癌症患者的创伤性应激

DSM-5 将创伤性事件定义为"遭受实际死亡或受到死亡威胁"事件（APA，2013，p. 271）。在进展期癌症中，这种遭遇的形式可能是接收关于进展期癌症的诊断、进展或复发的消息，或经历痛苦的症状，提醒人们该疾病危及生命的性质。虽然创伤性应激症状已经在其他人群中得到了很好的研究，如遭受身体伤害或性侵犯的人、军队和警察，以及灾难和大规模创伤最先出现症状者（Shalev et al., 2017），但对癌症和其他危及生命的疾病的创伤性应激症状研究不足。一部分原因是很难在患者被诊断出癌症、病情恶化或进展时，成功招募他们参与研究。在这些时刻，患者通常都在努力控制自己的痛苦，奋力穿梭于复杂的卫生系统，并做出事关生死的重要治疗决定。讨论和保留不熟悉的医疗信息本身就可能是一项挑战。在这种情况下，一位患者说："我发现要确切地理解医生试图告诉我的信息是非常具有挑战性的……也许我太害怕了，听不清他们在说什么。"在这个高度痛苦的时期，患者还需要面临诸多优先等级事项选择，参与研究对大多数患者来说是最不重要的。但是对这种创伤经历的性质和严重程度的专业理解对减轻创伤至关重要。

我们已经对急性白血病诊断后的创伤体验进行了研究，这种体验可以被看作其他危及生命的癌症在发病、复发或病情进展时出现的典型反应。急性白血病是一种急性发作、直接威胁生命、身体痛苦、需要紧急住院进行诱导化疗的疾病（Rodin et al., 2018；Zimmermann et al., 2013）。我们发现，大量患者出现临床上明显的创伤性应激症状（Rodin et al., 2013；Zimmermann et al., 2013）。在一项针对 350 多名新诊断或近期复发的急性白血病成年患者的纵向研究中，三分之一的人报告了符合 ASD 阈值或阈下标准的创伤性应激症状，这些症状在超过一半的患者中持续或反复存在（Rodin et al., 2018）。其他研究者也报道了新诊断急性白血病患者类似的创伤性应激发生率（Jia et al., 2015）。据报告，这些发生率与殴打或突发事故后的发生率相当或更高（Kessler et al., 1995）。此外，由于心理和身体创伤的持续性进展，进展期癌症患者的创伤性应激症状不太可能自行消除。

癌症的创伤性应激在几个重要方面是独特的（Gurevich et al., 2002）。身体伤害、性侵犯或其他物理性损伤是由外部事件引发的，而与癌症相关的创伤则与体内发生的事件有关。这种内在根源可能会影响对威胁的感知和意义的理解，以及对其不可逃避性的感知（Gurevich et al., 2002）。此外，袭击或事故可能是一个单一的事件，但癌症的创伤及其治疗可能是慢性而重复的。它可能开始于所担心的症状，随着疾病的诊断、复发、进展或预后消息出现而持续存在。与癌症和/或其治疗相关的持续的身体痛苦，即将到来的死亡威胁，以及身体功能或外观的改变都可能导致创伤性威胁体验。正如一位CALM项目参与者所说："恐惧，总是存在的。有时候你甚至都没有意识到。"

由进展期疾病的诊断或进展所引发的对死亡的恐惧，构成了最初的创伤后反应的核心部分。然而，患者此时可能无法反思他们的恐惧，而是关注更直接、威胁更小的实际与治疗相关的担忧。在我们的纵向研究背景下进行的定性访谈中，参与者讨论了最初收到急性白血病诊断时受到的冲击，这些诊断通常是在没有提供情感支持的环境中进行的，主要集中在疾病的生物医学管理上（Nissim et al., 2013）。在早期治疗阶段，患者倾向于将控制权交给医疗团队，专注于日常任务，以避免思考未来，并选择只接收有限数量的信息，以避免不知所措。正如一位患者所说："我知道我必须去接受治疗。我不想去想它。我只是想让医院来处理。我只是想，'我不想知道数字和百分比，因为这对我没有帮助'。"

此时，患者不愿反思与未来相关的恐惧，这与他们高度的焦虑和无法快速整合生活中发生的迅速而巨大的转变有关。事实上，只有在疾病发展的后期，才会出现对痛苦的恐惧，对成为他人负担的担忧，对即将死亡和死亡过程的担忧，以及对离开家人的担忧（Adelbratt & Strang, 2000；Coyle，2006；Grumann & Spiegel, 2003；Lehto & Stein, 2009；Neel et al., 2015；Smith et al., 1983；Vehling et al., 2017）。正如一名参与者所言："我害怕离开我爱的每个人……我担心他们的生活。"这名参与者的恐惧导致她疯狂地试图让她的家人"做最坏的打算"："如果我死了，我的孩子们需要知道在哪里可以找到他们的夏季帽子和防晒霜，所以我真的在绝对的恐慌中，翻遍了每个橱柜，粉刷了所有的房间，在绝对的恐慌中让自己超级忙碌，以时刻准备死亡的来临。"

对主要照护者的影响

诊断癌症对照护者来说至少和患者一样痛苦（Braun et al., 2007；Wadhwa et al., 2013）。癌症患者的照护者的创伤性应激症状可能与患者的一样常见（Moschopoulou et al., 2018）。此外，进展期疾病患者的家庭照护者可能会经历角色的急剧变化（Nijboer et al., 1999），逐渐成为患者实际、社交和情感支持的主要来源（Nijboer et al., 1998；Zabora et al., 1992）。

近年来，由于医疗保健服务从住院设置转向门诊设置，许多照护者的负担有所加重。照护者无形中渐渐承担起了患者照护工作中的主要角色，包括药物的使用和身体症状的管理，同时也兼顾其他责任，如就业或照料其他家属（Mohummed et al., 2018）。这些负担不成比例地落在女性身上（Schrank et al., 2016）。照护者也可能会经历失去亲人的痛苦想法，并目睹患者的痛苦。因此，与普通人群中的类似个体相比，主要照护者面临罹患疾病和经历严重心理痛苦的风险增加，包括抑郁、焦虑和意志消沉的症状（Gotze et al., 2018; Mohammed et al., 2018; Wilmias et al., 2014）。

在玛格丽特公主癌症中心目前正在进行的一项研究中，新诊断为急性白血病患者的主要照护者被邀请在其亲人确诊后的第一个月内参加深度访谈（Malfitano et al., 2020）。对这些访谈的初步分析证实，照护者的痛苦与患者的体验密切相关，并在某些方面与之相似（Nissim et al., 2013）。在诊断之前，照护者报告的恐惧来自对未来的不确定感和可能出现的不良结果。据报告，在诊断后，他们的痛苦感受迅速下降，适应性地与负面情绪脱离，并专注于短期内的重要事情和实际任务。他们的痛苦随着患者的健康状况而波动——只有当患者的病情缓解并准备出院时，照护者才会开始思考疾病的长期影响，预期调整，并为疾病造成的丧失而出现悲痛情绪（Malfitano et al., 2020）。

恐惧管理理论

恐惧管理理论是一个框架，描述了在面对死亡焦虑时能够起到保护作用的个人资源。这一框架已在健康人群中进行了广泛的研究（Burke et al., 2010），突出了保护个体免受死亡恐惧的三个心理支柱，即自尊、生活中的意义感和依恋上的安全感。那些对自己有积极的信念，在生活中找到意义，并能够创造和利用社交支持的人，能够更好地应对死亡焦虑。大多数进展期癌症患者会不可避免地认识到生命在缩短（Cox et al., 2012; Little & Sayers, 2004），恐惧管理机制因此而变得重要（Portalupi et al., 2016）。为了支持这一观点，我们在研究中发现，依恋安全、意义感和自尊可以保护进展期疾病患者在生命接近结束时免受痛苦（Rodin et al., 2009; 参见第 3 章）。这一发现为 CALM 疗法提供了信息，即关注于建立一种能支持依恋安全感、意义感和自尊的强有力的治疗关系。

CALM 疗法的作用

尽管缓解痛苦是缓和医疗和癌症治疗最重要的目标之一，但无论是临床治疗还是临床试验，都没有评估创伤性应激和死亡焦虑症状。由于专门的社会心理照护往往没有被纳入对危及生命的癌症患者的常规照护中，因此那些最需要治疗的人往往无法接受治疗。像 CALM 这样的心理治疗方法可能是进展期癌症患者可以处理或管理恐惧的独特机会，避免不知所措或情感麻木。CALM 治疗临床医生关注患者的情绪波动状态，旨在帮助患者将情绪强度保持在一个可以承受的范围内。CALM 是基于个体心理治疗、夫妻心理治疗，以及对疾病影响整个家庭单元的理解而研发的一种心理治疗方法（Edwards & Clarke，2004; Lewis，1993），患者及其伴侣、家庭代表了一个"相互影响的系统"（Lo et al., 2013）。

总结

在诊断为危及生命的癌症以及在之后的疾病发展中，癌症患者的极度焦虑达到 ASD 或 PTSD 的诊断标准是很常见的。死亡焦虑是当时的典型恐惧，恐惧管理理论可以帮助我们理解个体管理这种恐惧所需的个人资源。虽然 CALM 疗法旨在支持自我反思，但情绪调节是自我反思的必要条件。CALM 的治疗关系所提供的依恋安全可能是 CALM 治疗支持情绪调节的最重要特征之一，尽管也可能需要特定的焦虑管理技术。诊断后对急性创伤状态的成功管理，可使人们在以后的某个时间点对创伤经历的意义进行反思，并可使患者和照护者建立信心，相信他们有能力处理随着疾病进展而不可避免地发生的创伤。建立这种信心是创伤后成长的一个重要过程（见第 8 章）。

参考文献

Adelbratt, S., & Strang, P. (2000). Death anxiety in brain tumour patients and their spouses. *Palliative Medicine*, 14(6), 499–507.

American Psychiatric Association. (2013). *Diagnostic and statistical manual of mental disorders*. Fifth edition. (DSM-5). American Psychiatric Publishing.

Braun, M., Mikulincer, M., Rydall, A., Walsh, A., & Rodin, G. (2007). Hidden morbidity in cancer: Spouse caregivers. *Journal of Clinical Oncology*, 25(30), 4829–4834.

Burke, B. L., Martens, A., & Faucher, E. H. (2010). Two decades of terror management theory: A meta-analysis of mortality salience research. *Personality and Social Psychology Review*, 14(2), 155–195.

Cox, C. R., Reid-Arndt, S. A., Arndt, J., & Moser, R. P. (2012). Considering the unspoken: The role of death cognition in quality of life among women with and without breast cancer. *Journal of Psychosocial Oncology*, 30(1), 128–139.

Coyle, N. (2006). The hard work of living in the face of death. *Journal of Pain and Symptom Management*, 32(3), 266–274.

Edwards, B., & Clarke, V. (2004). The psychological impact of a cancer diagnosis on families: The influence of family functioning and patients' illness characteristics on depression and anxiety. *Psycho-Oncology*, 13(8), 562–576.

Götze, H., Brähler, E., Gansera, L., Schnabel, A., Gottschalk-Fleischer, A., & Köhler, N. (2018). Anxiety, depression and quality of life in family caregivers of palliative cancer patients during home care and after the patient's death. *European Journal of Cancer Care*, 27(2), e12606.

Grumann, M. M., & Spiegel, D. (2003). Living in the face of death: Interviews with 12 terminally ill women on home hospice care. *Palliative & Supportive Care*, 1(1), 23–32.

Gurevich, M., Devins, G. M., & Rodin, G. M. (2002). Stress response syndromes and cancer: Conceptual and assessment issues. *Psychosomatics*, 43(4), 259–281.

Jia, M., Li, J., Chen, C., & Cao, F. (2015). Post-traumatic stress disorder symptoms in family caregivers of adult patients with acute leukemia from a dyadic perspective. *Psycho-Oncology*, 24(12), 1754–1760.

Kessler, R. C., Sonnega, A., Bromet, E., Hughes, M., & Nelson, C. B. (1995). Posttraumatic stress disorder in the National Comorbidity Survey. *Archives of General Psychiatry*, 52 (12), 1048–1060.

Lehto, R. H., & Stein, K. F. (2009). Death anxiety: An analysis of an evolving concept. *Research and Theory for Nursing Practice*, 23(1), 23–41.

Lewis, F. M. (1993). Psychosocial transitions and the family's work in adjusting to cancer. *Seminars in Oncology Nursing*, 9(2), 127–129.

Little, M., & Sayers, E. J. (2004). The skull beneath the skin: Cancer survival and awareness of death. *Psycho-Oncology*, 13(3), 190–198.

Lo, C., Hales, S., Braun, M., Rydall, A. C., Zimmermann, C., & Rodin, G. (2013). Couples facing advanced cancer: Examination of an interdependent relational system. *Psycho-Oncology*, 22(10), 2283–2290.

Malfitano, C., Caruso, R., Patterson, A., Rydall, A., Nissim, R., Zimmermann, C., & Rodin, G. Zimmermann, C., & Rodin, G. (2020). *Distress in family caregivers of individuals with newly diagnosed acute leukemia*. Paper presented at the 10th International Seminar of the European Palliative Care Research Centre (PRC), in collaboration with the Norwegian Cancer Society, December 3, 2020.

Mohammed, S., Swami, N., Pope, A., Rodin, G., Hannon, B., Nissim, R., Hales, S., & Zimmermann, C. (2018)."I didn't want to be in charge and yet I was": Bereaved caregivers' accounts of providing home care for family members with advanced cancer. *Psycho-Oncology*, 27(4), 1229–1236.

Moschopoulou, E., Hutchison, I., Bhui, K., & Korszun, A. (2018). Post-traumatic stress in head and neck cancer survivors and their partners. *Supportive Care in Cancer*, 26 (9), 3003–3011.

Neel, C., Lo, C., Rydall, A., Hales, S., & Rodin, G. (2015). Determinants of death anxiety in patients with advanced cancer. *BMJ Supportive & Palliative Care*, 5(4), 373–380.

Nijboer, C., Tempelaar, R., Sanderman, R., Triemstra, M., Spruijt, R. J., & van den Bos, G. A. (1998). Cancer and caregiving: the impact on the caregiver's health. *Psycho-Oncology*, 7(1), 3–13.

Nijboer, C., Triemstra, M., Tempelaar, R., Sanderman, R., & van den Bos, G. A. (1999).Determinants of caregiving experiences and mental health of partners of cancer patients. *Cancer*, 86(4), 577–588.

Nissim, R., Zimmermann, C., Minden, M., Rydall, A., Yuen, D., Mischitelle, A., Gagliese, L., Schimmer, A., & Rodin, G. (2013). Abducted by the illness: A qualitative study of traumatic stress in individuals with acute leukemia. *Leukemia Research*, 37(5), 496–502.

Portalupi, L. B., Matlock, D. D., Pyszczynski, T. A., & Allen, L. A. (2016). Evidence for terror management theory in patients with chronic progressive illness near the end of life: A systematic review. *Journal of Cardiac Failure*, 22(8), Supplement, S105.

Rodin, G., Deckert, A., Tong, E., Le, L. W., Rydall, A., Schimmer, A., Marmar, C. R.,

Lo, C., & Zimmermann, C. (2018). Traumatic stress in patients with acute leukemia: A prospective cohort study. *Psycho-Oncology*, 27(2), 515–523.

Rodin, G., Lo, C., Mikulincer, M., Donner, A., Gagliese, L., & Zimmermann, C. (2009). Pathways to distress: The multiple determinants of depression, hopelessness, and the desire for hastened death in metastatic cancer patients. *Social Science & Medicine*, 68(3), 562–569.

Rodin, G., Yuen, D., Mischitelle, A., Minden, M. D., Brandwein, J.,

Schimmer, A., Marmar, C., Gagliese, L., Lo, C., Rydall, A., & Zimmermann, C. (2013). Traumatic stress in acute leukemia. *Psycho-Oncology*, 22(2), 299–307.

Schrank, B., Ebert-Vogel, A., Amering, M., Masel, E. K., Neubauer, M., Watzke, H., Zehetmayer, S., & Schur, S. (2016). Gender differences in caregiver burden and its determinants in family members of terminally ill cancer patients. *Psycho-Oncology*, 25(7), 808–814.

Shalev, A., Liberzon, I., & Marmar, C. (2017). Post-traumatic stress disorder. *New England Journal of Medicine*, 376(25), 2459–2469.

Smith, D. K., Nehemkis, A. M., & Charter, R. A. (1983–1984). Fear of death, death attitudes, and religious conviction in the terminally ill. *International Journal of Psychiatry in Medicine*, 13(3), 221–232.

Vehling, S., Malfitano, C., Shnall, J., Watt, S., Panday, T., Chiu, A., Rydall, A., Zimmermann, C., Hales, S., Rodin, G., & Lo, C. (2017). A concept map of death related anxieties in patients with advanced cancer. *BMJ Supportive & Palliative Care*, 7(4), 427–434.

Wadhwa, D., Burman, D., Swami, N., Rodin, G., Lo, C., & Zimmermann, C. (2013). Quality of life and mental health in caregivers of outpatients with advanced cancer. *Psycho-Oncology*, 22(2), 403–410.

Williams, A. M., Wang, L., & Kitchen, P. (2014). Differential impacts of care-giving across three caregiver groups in Canada: End-of-life care, long-term care and short-term care. *Health & Social Care in the Community*, 22(2), 187–196.

Zabora, J. R., Smith, E. D., Baker, F., Wingard, J. R., & Curbow, B. (1992). The family: The other side of bone marrow transplantation. *Journal of Psychosocial Oncology*, 10(1), 35–46.

Zimmermann, C., Yuen, D., Mischitelle, A., Minden, M. D., Brandwein, J. M., Schimmer, A., Gagliese, L., Lo, C., Rydall, A., & Rodin, G. (2013). Symptom burden and supportive care in patients with acute leukemia. *Leukemia Research*, 37(7), 731–736.

第 3 章

基于大量临床实践和循证研究的 CALM 疗法

> 我们身处残垣断壁之间，身处令人难以置信的破坏之中，而我们也被这种惊人的生命力的自然迸发包围。
>
> ——生存意志研究的参与者

引言

CALM 疗法建立在早期研究人员的工作基础及我们自己的临床经验之上，以及过去 20 年对 1000 多名进展期癌症患者和同样多的失去亲人的照护者的研究上。在本章中，我们将描述这些工作如何推动 CALM 疗法的发展，并特别侧重于我们的两个主要研究项目：生存意志研究（will to live，WTL）和临终与死亡质量研究（quality of dying and death，QODD）。

早期的开拓性研究

库伯勒—罗斯（Kübler-Ross，1969）、格拉泽和斯特劳斯（Glaser & Strauss，1965）以及帕蒂森（Pattison，1977）等先驱者的工作极大地影响了我们对进展期疾病心理影响的理解。在《论死亡与临终》（*On Death and Dying*）一书中，库伯勒—罗斯提出，对绝症诊断的心理反应通常是一个连续的过程，从否认开始，然后是愤怒、讨价还价、抑郁，最终是接受。否认被认为是对最初惊人消息的必要情绪缓冲。愤怒和讨价还价被认为是意识到死亡临近的短暂反应。这之后，当患者因疾病而丧失某些能力从而产生悲痛情绪时，抑郁就会出现，这在达到平静接纳状态之前是必然会出现的。如果没有顺利通过这些阶段意味着适应失败。

库伯勒—罗斯的五阶段模型很快成为这一维度的主要范式（Corr et al.，1999；Steinhauser，2005），尽管它也受到批评（Copp，1998；Coté & Pepler，2005；Morse，2000；Zimmermann，2004）。特别是，库伯勒—罗斯所假设的从否认到接受的单向过程受到了质疑。韦斯曼（Weisman，1972）和帕蒂森都认为，否认和接受在整个疾病过程中可能会有波动，同时，韦斯曼进一步认为，否认不仅是为了减少死亡的威胁，也是为了避免给其他人带来负担，如家庭成员或医疗保健提供者。尽管如此，库伯勒—罗斯的工作仍然对西方社会关于癌症患者心理反应的理解产生了深刻影响。

在库伯勒—罗斯开展工作期间，格拉泽和斯特劳斯调查了美国医院患者临终过程中的社会组织问题。他们创造了"死亡轨迹"一词，以表示死亡是一个过程，而不是一个事件，其持续时间和形态决定了医院工作人员如何对其进行管理（Glaser & Strauss，1968，p. 5）。在这种情况下，帕蒂森（1977；1978，p. 49）把"获知死亡的危机"

和实际死亡的时间点之间的时间长度称为生死间隔（living-dying interval）。帕蒂森认为，在生死间隔的每个阶段，都有特定的临床任务要完成。紧急情况下，比如确诊时，通常是医疗保健提供者为出现压力的患者提供支持。慢性生死期阶段——由于癌症治疗水平的进步而延长了患者的生存期，这一阶段近年来变得更加普遍——主要是解决对死亡的恐惧，以及对死亡将至带来的对各方面丧失的哀悼。医疗保健提供者在最后临终阶段的任务是帮助患者实现尽可能舒适地死亡。

库伯勒—罗斯、格拉泽和斯特劳斯和帕蒂森开启了死亡和濒死这一维度的研究，其他研究者随之也对进展期疾病患者的社交心理需求开展了研究，并激发了对这一群体照护方式的改变。然而，他们在对进展期疾病的适应这一问题上的观点主要是从医疗保健提供者的专业角度出发，而不是从患病者的需求角度出发。他们提出，医务人员应该对患者的反应的看法从"病态"的转变为适应的和适当的（Corr et al., 1999）。这种善意的观点与当时盛行的医患关系的阶层观念是一致的。

在 20 世纪末期，患者在医疗保健中的角色开始发生巨大的转变，他们的自主权和自我决定权在许多社会中被合法化（Charles et al., 1999）。这就产生了更多以患者为中心的照护模式，其中一些模式详细规定了患者在生命的最后几周中要完成的一系列生理、心理、精神和社交任务（Byock, 1997；Corr, 1992；Doka, 1993）。完成这些任务被认为是成功应对死亡和濒死的标志，意味着允许成长，在生命的最后阶段有一种完成感，并为死亡做好准备。这些基于任务的模式与那些为成功解决居丧和哀伤而发展出来的模式是一致的（Corr et al., 1999）。然而，它们缺乏实证支持（Copp, 1998），随后这些认识被以下观点取代：居丧是一个积极的过程，包含丧失和恢复间的双重性（Stroebe et al., 1998）。这种关于绝症体验的二元论模型在当时并不常见。

对进展期疾病的适应的早期研究大多是横断面研究，评估生命末期的生活质量和痛苦（Steinhauser, 2005）。这些研究往往缺乏适当且有效的测量方式（Steinhauser et al., 2002），也缺乏对进展期疾病早期阶段的关注，因而受到限制。虽然它提供了有关个体在生命末期的经历的宝贵信息（Copp, 1998），但癌症和其他进展期疾病患者在死亡到来之前与疾病共同生活的时间却更长（Good et al., 2004; Lynn, 2005）。他们更多的是处于疾病进程中的稳定期，在诊断之后的数月内有着相对良好的功能（Diaz-Rubio, 2004; Lunney et al., 2003; Stinnett et al., 2007）。随着这种生死间隔变得越来越长，那些被诊断为进展期癌症的人最迫切的问题是如何好好活下去，而不是简单地死去（Walter, 2003）。然而，很少有人进行研究，特别是通过纵向研究来捕捉这种长期的、与进展期癌症共同生活的经验（例如，George, 2002; Hays, 2003; Lynn, 2005; Seale, 2000; Steinhauser, 2005）。横断面研究提供了重要的信息，但不能捕捉到进展期疾病患者从确诊到生命结束这一过程的经历。

生存意志研究

我们开展了生存意志研究和临终与死亡质量研究项目，通过患者和他们照护者的视角了解随时间推移而展现的进展期癌症的经历。在五年多的时间里，我们从加拿大多伦多的大型综合癌症中心——玛格丽特公主癌症中心的门诊中招募了 700 多名患者，参与纵向 WTL 研究。参与者被确诊为IV期（转移性）胃肠癌，或ⅢA、ⅢB 或IV期（复发或转移性）肺癌。在入组患者中，有 400 多人我们追踪到了他们的生命终点，使用自评量表来评估他们的心理健康状况。

一部分参与者被邀请参加定性访谈，并使用扎根理论方法（Glaser & Strauss，1967，随后于 1998 年由伦尼等人修改，以用于心理学调查）分析数据。

我们发现，进展期癌症患者的生活经历往往是非常令人痛苦的（Lo et al., 2010）。在我们的样本中，有超过三分之一的人报告在患病期间的某个阶段至少有轻微的抑郁症状，其中一半的人报告有中度至重度抑郁。这类痛苦在特定个体中发生或持续的程度，取决于多种风险因素和保护因素间复杂的相互作用（Rodin et al., 2009）。心理因素，如自尊、依恋安全和精神健康——作为恐惧管理理论的支柱（见第 2 章）——对防止抑郁的发生具有保护作用，而身体症状的负担则大大增加了其风险（见图 3.1）。无望是一种区别于抑郁但与之相关的结构，由对意义、平静和信仰的存在性担忧而引发。

我们发现，随着个体接近生命的终点，抑郁症状呈曲线式增长（Lo et al., 2010；见图 3.2）。事实上，在生命的最后三个月，有明显抑郁症状的参与者的比例是健康人的三倍。在临终前几个月，痛苦的增加似乎既是出于疾病负担的增加，也是临近死亡的缘故（Lo et al., 2010）。然而，与库伯勒—罗斯的线性模型不同，这种痛苦在病程中是波动的，反映了患者在病程中不断作出改变，以适应多重机能的丧失和持续的困难。我们逐渐相信，这些困难——特别是与症状负担和生存有关的痛苦——会损害进展期癌症患者的生活质量和死亡质量，除非它们得到积极主动地解决。这些发现表明需要采取干预措施来缓解生理、心理和精神上的痛苦，同时也从实证的角度推动了 CALM 疗法的发展。

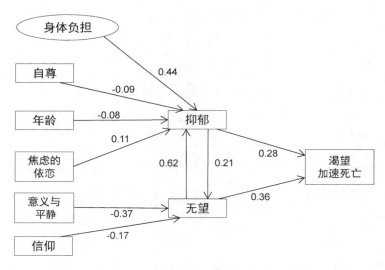

图 3.1　导致抑郁、无望和死亡意愿的风险因素与保护因素

转引自 Rodin, G., Lo, C., Mikulincer, M., Donner, A., Gagliese, L., & Zimmermann, C. (2009). Pathways to distress: The multiple determinants of depression, hopelessness, and the desire for hastened death in metastatic cancer patients. *Social Science & Medicine*, 68(3); 562–569. 经爱思唯尔许可。

我们的定量研究阐明了进展期癌症患者痛苦的普遍性和本质表现，同时我们的质性研究让我们对进展期疾病患者的长期体验有了更深的理解。我们运用扎根理论方法，将我们的理解组织成一个核心类别——"在生死之地努力成长"，以及两个次级类别——"生死之地"和"努力成长"（Nissim et al., 2012）。第一个次级类别"生死之地"将进展期癌症的新情况等同于身处一片陌生而危险的土地上，即不为人所知之处。第二个次级类别"努力成长"描绘了患者对生命的执着以及适应和驾驭这一新环境的愿望。这些类别共同构成了不可避免与可能之间的综合体，"努力成长"不断受到疾病带来的精神、身体和社会伤害的影响。接下来将对这些类别展开论述。

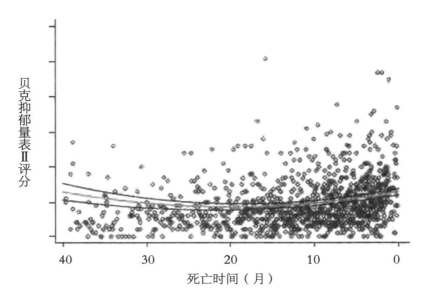

图 3.2　抑郁随生存期的曲线式增长

Lo, C., Zimmermann, C., Rydall, A., Walsh, A., Jones, J. M., Moore, M. J., Shepherd, F. A., Gagliese, L., & Rodin, G. (2010). Longitudinal study of depressive symptoms in patients with metastatic gastrointestinal and lung cancer. *Journal of Clinical Oncology*, 28(18), 3084-3089. (2010) American Society of Clinical Oncology. 版权所有。

生死之地

生死之地指被诊断为进展期癌症的经历好比身处生死之间的不确定状态。如同从熟悉的地方——生之地——被驱逐到一个陌生的地方，在那里，人们无法按照之前的路线图行走。正如一位参与者所说："我一觉醒来……就意识到我现在得了癌症，我得了这种绝症，今天与我一生中习惯的所有其他日子都不同。"参与者经常强调进展期癌症的经历与过去遭遇的其他健康问题之间的区别，那些问题要么可以解决，要么没有生命危险。

正如一位参与者所解释的：

> 说着"好吧，我要忍受六个月的化疗，我的命真的很好，就这样吧"是一回事；你只有这段时间；你可以在这段时间内投入那么多精力。但如果你是绝症患者，你不知道会发生什么情况，只能祈祷并迎接它。

在患者看来，来到这样一个不确定的陌生地方更像是一个过程，而不是一个事件。通常，在被告知诊断后，他们要花几周的时间去试图了解和确认患癌这件事，并决定是否可以对"死刑判决"提出上诉。参与者需要一些时间来相信他们已经永久地进入了生命中新的处境。诊断后立即加入临床试验往往会推迟身处生死之地这一感觉的出现。一些参与者只有在经历反复临床试验却没有得到根治时，才感觉到自己永久地居住在那里。正如一位患者所说："只有在那时……我才知道我所处的地方，也才真正明白这整件事的真相。"如果诊断是在突然而危急的医疗事件的背景下做出的，那么在这个新处境里的完整体验就会被推迟，直到眼前的危机得到解决。接下来我们将介绍在"生死之地"中识别出的五类经验。

（1）死亡幽灵。对许多参与者来说，生命的有限性是可感知的，就像一个持续存在的幽灵。他们有一种"不自然"的感觉，如同"总是处于死亡的边缘"，并用"生活在死囚牢房中"或"与一个定时炸弹一起生活"打比方。正如一位患者所说："当然，任何一个人都会死去。但是健康人群不需要考虑这个问题。它可能在30、40或50年后才发生。你可以快乐地生活。但对我们来说，我们无法不考虑死亡。"当参与者被问及续订俱乐部会员资格、假期计划，甚至关于几个月后的另一次研究访谈时，这一点会变得尤为明显。有限性的幽灵被感知为一个持续、沉重的负担，被排除在进一步参与生活体验之外，患者由此感到悲伤和难过。这种感觉在年长者中也存在，但对那些正在抚养年幼子女的人来说尤其强烈。这些参与者不仅为失去他们的未来而感到悲伤，也为其对孩子未来的影响而感到难过。

（2）对徘徊于生死之间的恐惧。置身于"生死之地"让参与研究者产生了一个新的关注点，即他们将以何种方式离世。在生之地的人往往害怕死亡是一个不可预见的突发事件，而在生死之地的人则担心死亡对他们自己和家人来说是一个持久的及不体面的痛苦过程，会剥夺他们的人格和意义感。对参与者来说，想象中的这种死亡过程是可怕的，通常比死亡本身更难以被接受。研究期间，加拿大越来越多的关于协助死亡的公共辩论和媒体报道，以及参与者的朋友或亲属患癌死亡的经历，都加剧了参与者对徘徊于生死之间的恐惧。他们回忆亲戚和朋友最后的日子，认为"我不想那样"。

如果不与医生讨论生命终结的问题，只在临床上关注当前，不谈及未来，那么患者对死亡的恐惧就会更加强烈。参与者认为，发起有关未来情况的讨论要么是浪费肿瘤医生的宝贵时间，要么是一个禁忌话题，要么会被认为他们不希望继续接受抗癌治疗。然而，这种对"等待他们的是什么"缺乏讨论的做法使他们对死亡的过程更加恐惧。由此产生的未知空白更容易被个人与文化偏见填充，加剧他们关于医学在生命末期缓解症状的能力的恐惧。

（3）医疗的不确定性。尽管在生死之地，死亡是肯定会发生的，但何时发生却有很多不确定性。参与者常常把这块土地当作医疗的无人区：在这里，新的治疗方案不断被研发出来，而个人对治疗的反应是无法预测的。一位参与者将同意接受抗癌治疗比作"用一只小白鼠做实验"。参与者还评论说，他们因缺乏明确的医疗建议，以及反复听到"每种癌症都是不同的"这类说法而感到沮丧。他们经常发现医疗的不确定性比死亡的确定性更令人恐惧。正如一位参与者所说："我们都知道自己会死，所以真正想到死亡并不可怕。可怕的是他们说你会死，而我们不确定是在三个月后还是一年后；我们不确定会有多痛苦，有时痛苦，有时不痛苦。"

（4）身体上的痛苦。身体上的痛苦是很常见的，参与者报告了八种与他们的癌症有关的身体症状，这使得他们对自己的身体体验产生了一种陌生感。疼痛和疲劳等感觉，以前可能被认为是良性的，现在却有更多不祥的含义。正如一位患者所说："疼痛告诉我，我快要死了。它在告诉我这次它赢了。因为那是一种非常令人讨厌的疼痛。这是一种不同的疼痛。它如此直接地对你说话。它说，'我已经抓住你了'。"还有令人恐惧的新的身体症状，如失去协调性、呼吸困难或吞咽困难。在生死之地，身体上的痛苦起伏不定，给人一种"过山车的感觉"。身体极度痛苦的时期带来了更多的不确定性、恐惧、悲伤、绝望，以及一种被紧紧困住的感觉。相反，当身体上的挑战较少时，参与者体验到一种解脱，被比作在"平静的水中"。

（5）无人之境。参与者一致描述，进展期癌症的诊断使他们感到被羞辱、被边缘化、被孤立、被"拒绝"，或者感到被当作"已经死了"。由于认为其他人无法理解生死之地独特的精神和身体状况，这种孤立感更加强烈。正如一位参与者所指出的，"他们开始说，'嗯，你知道的，我明天过马路也会被卡车撞到'之类的话。但这是不一样的"。

与他人讨论自身经历的困难放大了身处无人之境的感觉。参与者普遍谈到了与家人和朋友谈论新境遇的现实情况的挑战，他们认为亲人会对这个话题感到不适。参与者倾向于回避有关他们经历的问题，以保护或避免给家人和朋友带来负担。参与者还将这种身处无人之境的感觉归因于大众媒体和文化对患者与进展期疾病长期共存经历的一无所知，这种经历挑战了传统的生与死的界限。在这方面，参与者们谈到，在生死之地，缺乏一个可以遵循的文化脚本或"教科书"，他们试图寻找"一套指导如何行动的规则"，但失败了。

努力成长

对许多参与者来说，身处生死之地似乎凸显了生命与生存意志的力量。他们提到了一种不懈的努力，这种努力不仅仅是为了生存，更是为了在任何破坏性环境中都能充满活力地生活，并找到成长和参与生活的方法。一位参与者将其描述为这样一种努力："只要我还活着，就尽我所能，做我能做的事。"他们说，别人给他们贴上了"勇敢"的标签，但他们却把"努力成长"看作一种本能，是被困在危险的新处境中自然要做的事。下面的摘录精彩地阐述了这一悖论，他们用"发芽的火草"这一比喻来描述在"难以置信的破坏"中所经历的"生命力的迸发"。

> 我想到一次在欧洲的旅行。它在我脑海中就像一幅画、一部动人的电影。我们看到了一座在第二次世界大战期间被烧毁的教堂，废墟上布满了被称为火草的花朵，这种花很让人吃惊。它们色彩浓烈，看起来像火，但这并不是它被称为火草的原因。实际上，自从 1607 年的大火之后，人们就再也没有在伦敦看到过它，他们无法理解这种植物如何生存下来，并且再次发芽。事实上，这种花的种子像岩石一样坚硬，需要火来烧掉外壳。破坏性的火是种子能够裂开的唯一途径，由此水分得以进入，再次发芽。在这个地方鲜花遍地，让人感觉非常奇怪。
>
> 我们身处残垣断壁之间，身处令人难以置信的破坏之中，而我们也被这种惊人的生命力迸发的自然现象包围，这是让人无法抗拒的。我思考着这个现象，意识到它就像是我此刻对于

生活的一个比喻。正像是发生在我身上的这些事：被诊断出癌症，它打破了我生活中所有旧的障碍，以及我的生活态度。

努力成长类似于创伤后成长的概念（见第 8 章），即在对失去的能力和潜力感到悲伤的同时，设定新的目标并着手实现这些目标。参与者明确了他们仍然可以利用的机会，包括在疾病不断变化的过程中重新出现的机会。实现这些目标给余生带来了意义、满足和快乐，尽管当实现这些目标的所有途径似乎都被阻断时，他们会绝望。但是这些绝望的状态往往是短暂的，参与者倾向于保持坚定的决心，只要有可能，就坚持伴随疾病的进展轨迹去实现这些目标。总的来说，他们描述了在确定和实现目标，进而面对绝望、找到方法并再次设定目标之间的摇摆不定状态。这种情况一直持续到生命的最后几天，直到身体彻底崩溃才最终放手。

临终与死亡质量研究

CALM 疗法的目的是帮助进展期疾病患者过上有意义的生活，并以平静和平和的心态面对生命的结束。后者发生的程度体现在"死亡质量"这一多维结构中，其中包括生命末期的身体、心理、社交、精神和生存体验（Hales et al., 2008）。然而，我们在开始研发 CALM 疗法时，发现很少有学者从参与这一过程的人的角度来研究进展期癌症患者的死亡质量（Goodman, 2011; Heyland et al., 2005）。为了了解更多这方面的情况，我们开展了一项大型的回顾性研究——这是第一个评估加拿大城市死亡质量的研究。

在 QODD 研究中，我们使用 QODD 问卷（Patrick et al., 2001）和心理健康测量工具，采访了 400 多名转移性癌症患者的成年居丧照护者，访谈的时间设定在照护者们的患癌亲人去世六个月后。在 QODD 研究中，照护者被视为患者的代理人，QODD 问卷是使用最广泛且最有效的评估濒死和死亡质量的工具（Hales et al., 2010）。我们在患者死后六个月才进行这些访谈，以避免在照护者的哀伤期打扰到他们，且这种延迟似乎并不影响照护者回忆其亲人死亡细节的能力。我们得以研究在住院、门诊及家庭缓和医疗环境中死亡的癌症患者的濒死和死亡质量。应该指出的是，这项研究是在一个城市的市中心进行的，在那里，绝大多数患者都能获得早期的缓和医疗。

在我们的研究中，大多数居丧照护者否认有抑郁或无望的症状，而且大多数人对他们亲人的死亡评价为"好"或"几乎完美"（Hales et al., 2014）。然而，尽管大多数照护者的评价很高，但是关于身体症状控制和对死亡相关问题的超越这两项在 15% 的案例中被评价为"糟糕"，在 19% 的案例中被评价为"差"。在这些类别中，相当一部分患者的体验不尽如人意，这让我们不禁要问，如果在病程的早期实施 CALM 疗法，是否能让其中一些患者在面对生命终点时减少恐惧和痛苦。

总结

在延长进展期癌症患者生存期方面的医学进展创造了一种新的死亡体验，在这种体验中，生死状态不确定感可以持续多年。这对研究的开展提出了要求，以得出属于那些有长期死亡轨迹的人的"语言、类别和故事"（Lynn，2005，p.14）。这里所描述的纵向研究有助于阐明生死轨迹的复杂性和进展期癌症经历的双重性——机能衰退的强度和伴随着持续自我实现的愿望。这种观点对早期的解释模型提出了挑战，这些模型强调要完成的临床任务，以解决死亡带来的压力、恐惧和悲伤（Pattison，1977）；它们同时假设，对死亡的心理反应是一种更偏线性的进展过程（Kübler-Ross，1969）。我们的研究结果表明，恐惧和衰退永远无法完全解决，而是与尽可能充实地生活的强烈意愿交替出现。我们的研究结果与针对其他患病群体的研究结果相一致，它表明，希望是多维的、动态的，远远超出"对治愈的希望"这一范畴（Gum & Snyder，2002; Parse，1999）。我们的工作所产生的关于进展期癌症经验的知识有助于CALM疗法的形成，强调需要帮助患者面对他们的恐惧，同时参与到生活中去。

参考文献

Byock, I. (1997). *Dying well: The prospect for growth at the end of life*. Riverhead Books.

Charles, C., Gafni, A., & Whelan, T. (1999). Decision-making in the physician–patient encounter: Revisiting the shared treatment decision-making model. *Social Science & Medicine*, 49(5), 651–661.

Copp, G. (1998). A review of current theories of death and dying. *Journal of Advanced Nursing*, 28(2), 382–390.

Corr, C. A. (1992). A task-based approach to coping with dying. *OMEGA-Journal of Death and Dying*, 24(2), 81–94.

Corr, C. A., Doka, K. J., & Kastenbaum, R. (1999). Dying and its interpreters: A review of selected literature and some comments on the state of the field. *OMEGA-Journal of Death and Dying*, 39(4), 239–259.

Côté, J. K., & Pepler, C. (2005). A focus for nursing intervention: Realistic acceptance or helping illusions? *International Journal of Nursing Practice*, 11(1), 39–43.

Diaz-Rubio, E. (2004). New chemotherapeutic advances in pancreatic, colorectal, and gastric cancers. *The Oncologist*, 9(3), 282–294.

Doka, K. J. (1993). *Living with life-threatening illness*. Lexington Books.

Fitzgerald Miller, J. (2007). Hope: A construct central to nursing. Nursing Forum, 42(1), 12–19.

George, L. K. (2002). Research design in end-of-life research: State of science. *The Gerontologist*, 42(Suppl. 3), 86–98.

Glaser, B. G., & Strauss, A. L. (1965). *Awareness of dying*. Aldine Transaction.

Glaser, B. G., & Strauss, A. L. (1967). *The discovery of grounded theory: Strategies for qualitative research*. Aldine Transaction.

Glaser, B. G., & Strauss, A. L. (1968). *Time for dying*. Aldine Transaction.

Good, P. D., Cavenagh, J., & Ravenscroft, P. J. (2004). Survival after enrollment in an Australian palliative care program. *Journal of Pain and Symptom Management*, 27(4), 310–315.

Goodman, D. (2011). End-of-life cancer care in Ontario and the United States: Quality by accident or quality by design? *Journal of the National Cancer Institute*, 103(11), 840–841.

Gum, A., & Snyder, C. R. (2002). Coping with terminal illness: The role of hopeful thinking. *Journal of Palliative Medicine*, 5(6), 883–894.

Hales, S., Chiu, A., Husain, A., Braun, M., Rydall, A., Gagliese, L., Zimmermann, C., & Rodin, G. (2014). The quality of dying and death in cancer and its relationship to palliative care and place of death. *Journal of Pain and Symptom Management*, 48(5), 839–851.

Hales, S., Zimmermann, C., & Rodin, G. (2008). The quality of dying and death. *Archives of Internal Medicine*, 168(9), 912–918.

Hales, S., Zimmermann, C., & Rodin, G. (2010). The quality of dying and death: A systematic review of measures. *Palliative Medicine*, 24(2), 127–144.

Hays, J. C. (2003). Busy/dying. *Public Health Nursing,* 20(3), 165–166.

Heyland, D. K., Groll, D., Rocker, G., Dodek, P., Gafni, A., Tranmer, J., Pichora, D., Lazar, N., Kutsogiannis, J., Shortt, S., Lam, M.; Canadian Researchers at the End of Life Network (CARENET). (2005). End-of-life care in acute care hospitals in Canada: A quality finish? *Journal of Palliative Care*, 21(3), 142–150.

Kübler-Ross, E. (1969). *On death and dying*. Tavistock. Publications.

Lo, C., Zimmermann, C., Rydall, A., Walsh, A., Jones, J. M., Moore, M. J., Shepherd, F.A., Gagliese, L., & Rodin, G. (2010). Longitudinal study of depressive symptoms in patients with metastatic gastrointestinal and lung cancer. *Journal of Clinical Oncology*, 28(18), 3084–3089.

Lunney, J. R., Lynn, J., Foley, D. J., Lipson, S., & Guralnik, J. M. (2003). Patterns of functional decline at the end of life. *JAMA*, 289(18), 2387–2392.

Lynn, J. (2005). Living long in fragile health: The new demographics shape end of life care. *Hastings Center Report*, 35(Suppl 6), s14–s18.

Morse, J. M. (2000). Denial is not a qualitative concept. *Qualitative Health Research*, 10(2), 147–148.

Nissim, R., Rennie, D., Fleming, S., Hales, S., Gagliese, L., & Rodin, G. (2012). Goals set in the land of the living/dying: A longitudinal study of patients living with advanced cancer. *Death Studies*, 36(4), 360–390.

Parse, R. R. (1999). *Hope: An international human becoming perspective*. Jones & Bartlett Learning.

Patrick, D. L., Engelberg, R. A., & Curtis, J. R. (2001). Evaluating the quality of dying and death. *Journal of Pain and Symptom Management*, 22(3), 717–726.

Pattison, E. M. (1977). *The experience of dying*. Prentice Hall.

Pattison, E. M. (1978). *The living–dying process*. In C. A. Garfield (Ed.), Psychosocial care of the dying patient (pp. 133–168). McGraw-Hill.

Rennie, D. L., Phillips, J. R., & Quartaro, G. K. (1988). Grounded theory: A promising approach to conceptualization in psychology? *Canadian Psychology/Psychologie Canadienne*, 29(2), 139–150.

Rodin, G., Lo, C., Mikulincer, M., Donner, A., Gagliese, L., & Zimmermann, C. (2009). Pathways to distress: The multiple determinants of depression, hopelessness, and the desire for hastened death in metastatic cancer patients. *Social Science & Medicine*, 68(3), 562–569.

Seale, C. (2000). Changing patterns of death and dying. *Social Science & Medicine*, 51(6), 917–930.

Steinhauser, K. E. (2005). Measuring end-of-life care outcomes prospectively. *Journal of Palliative Medicine*, 8(Suppl. 1), S 30–41.

Steinhauser, K. E., Clipp, E. C., & Tulsky, J. A. (2002). Evolution in measuring the quality of dying. *Journal of Palliative Medicine*, 5(3), 407–414.

Stinnett, S., Williams, L., & Johnson, D. H. (2007). Role of chemotherapy for palliation in the lung cancer patient. *Journal of Supportive Oncology*, 5(1), 19–24.

Stroebe, M., Schut, H., & Stroebe, W. (1998). Trauma and grief: A comparative analysis. In J. H. Harvey (Ed.), *Perspectives on loss: A sourcebook* (pp. 81–96). Brunner/Mazel.

Walter, T. (2003). Historical and cultural variants on the good death. *BMJ*, 327(7408), 218–220.

Weisman, A. D. (1972). *On dying and denying: A psychiatric study of terminality*. Behavioural Publications.

Zimmermann, C. (2004). Denial of impending death: A discourse analysis of the palliative care literature. *Social Science & Medicine*, 59(8), 1769–1780.

第 4 章

依恋安全

> CALM 疗法给了我空间和时间来谈论那些真正重要的事情。这种感觉对于无家可归的人来说，就像是一种家的意味。
>
> ——CALM 项目参与者

引言

与他人之间的联系是人类的一种基本需求，它维系着心理健康和生活意愿（Khan et al., 2010）。依恋安全指的是这种联系的内在感觉，以及寻求和接受他人情感支持的意愿与能力。依恋理论（attachment theory）是一个强大的解释性框架，用于理解患者和家人在面临严重或威胁生命的疾病危机时的关系需求。它与个人和家庭的关系有关，与患者和医疗保健提供者之间的关系有关，也与在缓解痛苦中被视为支持者的其他人的关系有关。考虑到进展期疾病会导致情绪困扰加剧、自主能力减弱，CALM 疗法的治疗师可以支持患者的依恋安全，并在帮助他们重新调整依恋关系方面发挥重要作用。本章将介绍依恋安全的背景及其在 CALM 治疗中的应用。

依恋理论

约翰·鲍尔比（John Bowlby）是一位精神科医生和精神分析学家，他首次将依恋安全这一概念应用于对人类心理发展和心理治疗过程的理解。他对这一主题的兴趣始于 20 世纪中期，当时他在一家与母亲分离后适应不良的男孩收容中心从事临床工作，他最早在依恋三部曲《依恋与丧失》（*Attachmend and Loss*，1969，1973，1980）中开始介绍依恋理论。鲍尔比强调了依恋关系在心理发展中的重要性，并强调了行为系统的存在价值，它使我们能够保持与照护者的亲近关系，尤其在危险加剧的时候。他简单论述了基本的依恋倾向。依恋倾向可以被描述为安全的或不安全的，这取决于儿童对照护者可及性的期待，以及他们对自己被所依恋客体接纳程度的感知。

鲍尔比和他的同行最初研究的是儿童和母亲之间的关系，但依恋理论后来被广泛应用到成人关系中，包括与恋爱对象的关系（Kunce & Shaver，1994），以及患者与医疗保健提供者之间的关系（Maunder & Hunter, 2016）。成人的依恋安全可以通过半结构化的访谈来评估，如成人依恋访谈（adult attachment interview，George et al., 1996）；或通过自评问卷，如亲密关系体验量表（experiences in close relationships inventory，ECR; Brennan et al., 1998; Fraley et al., 2000）。后者评估了焦虑型依恋和回避型依恋，这是依恋安全的两个主要维度。焦虑型依恋指的是感到无法应对、担心得不到必要支持的倾向；回避型依恋指的是自力更生、尽量减少痛苦表达的倾向（Bowlby，1980）。

最初的 ECR 及其修订版（Fraley et al., 2000）是包括 36 个条目的自评量表，用于评估恋爱关系中的依恋倾向。然而，由于依恋安全的体验可以来自许多其他人，包括医疗保健提供者，且更简短的测量对于进展期疾病患者来说更可行，我们经过修订创建了一个更简短的 16

项量表，被称为亲密关系体验量表（简式修改版），即 ECR-M16（Lo et al.，2009）。ECR-M16 更概括地评估了与支持性他人关系中的依恋安全。我们已经验证了 ECR-M16 的信度和效度（Lo et al.，2009），并广泛应用于我们的研究项目和 CALM 的临床服务（见第 10 章）。

鲍尔比提出，依恋安全是人类"从摇篮到坟墓"的基本需求（Bowlby，1969，p. 208）。依恋系统支持心理和身体的健康，并在受到威胁时被激活。在进展期疾病中，这可能包括对疼痛和其他身体痛苦的恐惧，以及依赖、失控、濒死和死亡的威胁。当它被激活时，个体会寻求与照护者或其他依恋客体的亲近，以缓解痛苦并恢复情绪平衡。那些有更强依恋安全的人可能会更好地寻求和接受实际上的情感帮助，以缓解痛苦。恐惧管理理论（terror management theory，TMT；Greenberg，2012；见第 2 章）的理论框架强调，依恋安全有助于保护个体免于遭受死亡焦虑所带来的恐惧。

TMT 在很大程度上是在健康人群中被研究和验证的，包括通过实验模拟或诱发验证死亡焦虑的存在（Burke et al.，2010）。我们的研究小组通过研究依恋安全对面临死亡威胁的进展期疾病患者的保护作用，扩展了 TMT 研究。在生存意志的研究中（见第 3 章），我们证明了依恋安全感可以保护进展期疾病患者在身体症状负担加重时减轻或者避免抑郁情绪（Rodin et al.，2007）。那些依恋安全较低的人可能处于"双重危险"之中，因为他们不仅对来自他人的支持缺乏信心或信任，也不太可能拥有或能够适当利用支持性关系。早期的发展经历在依恋安全的形成中起着重要作用，但纵向研究表明，依恋安全可能会随着时间的推移而增加或退化，这取决于个人关系的性质和质量（McConnell & Moss，2011）。

依恋安全较强的个体在关系中具有灵活性，这使他们能够在需要时向他人寻求帮助并使痛苦得到缓解。焦虑型依恋的人倾向于担心是否有支持，并对自己应对疾病挑战的能力缺乏信心；而回避型依恋的人倾向于将痛苦和对支持的需求降到最低（Tan et al., 2005）。对进展期癌症患者的研究表明，焦虑型和回避型依恋类型都与较少的情感支持和较高的痛苦水平相关（Hunter et al., 2006）。那些紊乱型依恋的人在依恋关系上缺乏连贯一致的方式——被描述为"无法解决的恐慌"，他们会感到难以从与他人的关系中缓解痛苦（Main, 1995）。

依恋理论不仅可以解释在生命末期个体在寻求支持和痛苦水平上的差异，还有助于形成对生命末期和缓和医疗的态度与观点。在生命末期出现的与依恋有关的主题包括自主性和控制、隐私界限、社会支持、照护的要点，以及成为他人负担的感知（Chochinov et al., 2002）。那些具有回避型依恋类型的人更有可能体验到进展期疾病带来的尊严的丧失（Tan et al., 2005）。有报道称，对临终医疗援助的请求与回避型依恋类型、保持个人控制感的愿望，以及避免预期的依赖性和自主性丧失的愿望有关（Ganzini et al., 2009）。我们不知道心理治疗干预（如 CALM 疗法）能够在多大程度上帮助改善，或防止这一结果的出现。

进展期疾病中的依恋和照料

那些照顾患有危及生命的疾病患者的照护者们被要求协助医疗系统的运作、获取信息、与医务人员联络，并为患者提供交通、经济援助，以及身体和情感支持。除了提供照护的压力外，面对亲人经历的死亡威胁，照护者们需要做好失去自己的一个重要依恋客体的准备。世界各地的医疗系统都依靠未经过专业培训的照护者来为进展期癌症患者提供支持，而对这些照护者的需求的关注却远远不够（Glajchen, 2004；Grunfeld et al., 2004）。

如果进展期疾病患者的照护者深切地关心患者的需要和痛苦，他们也可能会感到需要拉开与患者之间的距离，从而为今后没有伴侣的生活作准备（Evans，1994；Johansson & Grimby，2012；Parkes，1996）。研究表明，那些有更高依恋安全水平的人更有能力进行有效的照料。回避型依恋的人不太可能提供照料，或者倾向于提供不敏感的和控制性的照料。焦虑型依恋的人提供的照料往往是照护者自己的需要和焦虑所强迫驱动，而不是由患者的需要和焦虑驱动（Kunce & Shaver，1994）。这种照料可能令双方都筋疲力尽。我们已经在患者和照护者的关系中证实，依恋安全感较低的照护者更有可能变得抑郁；在控制了主观和客观的照料负担之后，结果依然如此（Braun et al.，2007，2012）。

依恋理论可以帮助医疗保健提供者理解并更有效地应对在诊所、缓和医疗或重症监护室出现的濒死患者和家属的痛苦与行为（Curtis et al., 2012；Petersen & Koehler，2006）。该理论框架强调，患者和家属受益于与医疗保健提供者的关系所提供的安全基础，这些医疗保健提供者对他们的独特需求作出了调整和回应，并认识到这些需求可能随着威胁的增加和新的挑战而发生改变。依恋理论也可以让人们注意到那些倾向于回避或焦虑依恋的个体，以及那些同时具有高度回避和焦虑依恋的矛盾型个体的不同关系需求（Tan et al., 2005）。

依恋和 CALM 疗法

CALM 心理治疗干预聚焦于恢复和维持依恋安全，这在进展期疾病的背景下可能有特别的价值。患者的依恋类型可能首先体现在与治疗师建立的关系的性质上。有些人对允许情感连结持谨慎态度，而其他人则更容易接纳和接受支持。这些差异在患者的家庭关系中也可能很明显，这其中的亲密性和自主性的程度或高或低。尽管有些患者可以且经常在几个重要的依恋关系中体验到平衡和感到满意，但在进展期癌症的背景下，这些关系也可能被破坏。由于进展期疾病带来的依赖性和情绪困扰越来越大，患者可能需要从伴侣、家人或朋友那里得到更多的情感支持。在这种情况下，重新调整重要的依恋关系可能需要患者接受并更清楚地表达他们的需求。伴侣和家庭成员也可能需要更灵活地适应患者的需求。CALM疗法可以帮助他们进行重新调整，其中可能包括与患者及其伴侣、家庭成员或朋友的会谈。在治疗中对敏感问题的讨论也可能支持患者更容易地与他们的亲人沟通他自己的感受。

在CALM治疗过程中，依恋关系发生的转变有时是深刻和巨大的。我们已经看到，在进展期疾病的背景下，原本比较疏远和独立的伴侣关系变得更加亲密。这可能是由于进展期疾病患者对伴侣的需求有了更强烈的意识，而这一变化从根本上源于患者更清楚地感受并表达了自己的需求。

然而，需要注意的是，这些转变并非总是会发生，当患者的依恋关系没有如愿发生改变时，他们可能会感到非常悲伤和孤独。在这种情况下，其他家庭成员、朋友或治疗师可能成为患者依恋安全的最重要来源。治疗关系中的依恋安全对于患者反思自己的经历和考虑多重观点是至关重要的，这是心智化构建的过程（见第5章）。本书第二部分对依恋安全和心智化的临床应用进行了更深入的描述。

结论

依恋安全是缓解痛苦和维持心理健康的基础。进展期疾病激活了患者的依恋系统，那些依恋安全感较低的人更可能在这种需求增加的时刻经历痛苦，并在重新调整他们的依恋关系时遇到困难。患者和治疗师之间的关系可以为面临进展期疾病的个体提供依恋安全，也可以帮助患者重新调整其他重要的依恋关系。对于面临进展期疾病的个体而言，这往往是一项极其重要的任务，因为在这种情况下，患者和照护者的依赖性增加，自主性丧失，对情感支持的要求增加。像CALM这样以依恋为基础的疗法有助于患者心智化的发展，并可使进展期疾病患者社会心理照护的这一重要方面受到关注。

参考文献

Bowlby, J. (1969). *Attachment and loss*. Vol. 1: Attachment. Hogarth Press and the Institute of Psycho-Analysis.

Bowlby, J. (1973). *Attachment and loss*. Vol. 2: Separation, anxiety and anger. Hogarth Press and the Institute of Psycho-Analysis.

Bowlby, J. (1980). *Attachment and loss*. Vol. 3: Loss: Sadness and depression. Hogarth Press and Institute of Psycho-Analysis.

Braun, M., Hales, S., Gilad, L., Mikulincer, M., Rydall, A., & Rodin, G. (2012). Caregiving styles and attachment orientations in couples facing advanced cancer. *Psycho-Oncology*, 21(9), 935–943.

Braun, M., Mikulincer, M., Rydall, A., Walsh, A., & Rodin, G. (2007). Hidden morbidity in cancer: Spouse caregivers. *Journal of Clinical Oncology*, 25(30), 4829–4834.

Brennan, K. A., Clark, C. L., & Shaver, P. R. (1998). Self-report measurement of adult romantic attachment: An integrative overview. In J. A. Simpson & W. S. Rholes (Eds.), *Attachment theory and close relationships* (pp. 46–76). The Guilford Press.

Burke, B. L., Martens, A., & Faucher, E. H. (2010). Two decades of terror management theory: A meta-analysis of mortality salience research. *Personality and Social Psychology Review*, 14(2), 155–195.

Chochinov, H. M., Hack, T., McClement, S., Kristjanson, L., & Harlos, M. (2002). Dignity in the terminally ill: A developing empirical model. *Social Science & Medicine*, 54(3), 433–443.

Curtis, J. R., Ciechanowski, P. S., Downey, L., Gold, J., Nielsen, E. L., Shannon, S. E., Treece, P. D., Young, J. P., & Engelberg, R. A. (2012). Development and evaluation of an interprofessional communication intervention to improve family outcomes in the ICU. *Contemporary Clinical Trials*, 33(6), 1245–1254.

Evans, A. J. (1994). Anticipatory grief: A theoretical challenge. *Palliative Medicine*, 8(2), 159–165.

Fraley, R. C., Waller, N. G., & Brennan, K. A. (2000). An item-response theory analysis of self-report measures of adult attachment. *Journal of Personality and Social Psychology*, 78(2), 350–365.

Ganzini, L., Goy, E. R., & Dobscha, S. K. (2009). Oregonians' reasons for requesting physician aid in dying. *Archives of Internal Medicine*, 169(5), 489–492. [Erratum in: Archives of Internal Medicine, 2009 Mar 23, 169(6), 57].

George, C., Kaplan, N., & Main, M. (1996). *Adult attachment interview* [Unpublished manuscript]. Department of Psychology, University of California.

Glajchen, M. (2004). The emerging role and needs of family caregivers in cancer care. *The Journal of Supportive Oncology*, 2(2), 145–155.

Greenberg, J. (2012). Terror management theory: From genesis to revelations. In P. R. Shaver & M. Mikulincer (Eds.), *Meaning, mortality, and choice: The social psychology of existential concerns* (pp. 17–35). American Psychological Association.

Grunfeld, E., Coyle, D., Whelan, T., Clinch, J., Reyno, L., Earle, C. C., Willan, A., Viola, R., Coristine, M., Janz, T., & Glossop, R. (2004). Family caregiver burden: Results of a longitudinal study of breast cancer patients and their principal caregivers. *CMAJ: Canadian Medical Association Journal*, 170(12), 1795–1801.

Hunter, M. J., Davis, P. J., & Tunstall, J. R. (2006). The influence of attachment and emotional support in end-stage cancer. *Psycho-Oncology*, 15(5), 431–444.

Johansson, Å. K., & Grimby, A. (2012). Anticipatory grief among close relatives of patients in hospice and palliative wards. *American Journal of Hospice and Palliative Medicine*, 29(2), 134–138.

Khan, L., Wong, R., Li, M., Zimmermann, C., Lo, C., Gagliese, L., & Rodin, G. (2010). *Maintaining the will to live of patients with advanced cancer. Cancer Journal*, 16(5), 524–531.

Kunce, L. J., & Shaver, P. R. (1994). An attachment-theoretical approach to caregiving in romantic relationships. In K. Bartholomew & D. Perlman (Eds.), *Advances in personal relationships, Vol. 5. Attachment processes in adulthood* (pp. 205–237). Jessica Kingsley Publishers.

Lo, C., Walsh, A., Mikulincer, M., Gagliese, L., Zimmermann, C., & Rodin, G. (2009). Measuring attachment security in patients with advanced cancer: Psychometric properties of a modified and brief Experiences in Close Relationships scale. *Psycho-Oncology*, 18(5), 490–499.

Main, M. (1995). Recent studies in attachment: Overview, with selected implications for clinical work. In S. Goldberg, R. Muir, & J. Kerr (Eds.), *Attachment theory: Social, developmental and clinical perspectives* (pp. 407–474). Analytics Press, Inc.

Maunder, R. G., & Hunter, J. J. (2016). Can patients be 'attached' to healthcare providers? An observational study to measure attachment phenomena in patient–provider relationships. *BMJ Open*, 6(5), e011068.

McConnell, M., & Moss, E. (2011). Attachment across the life span: Factors that contribute to stability and change. *Australian Journal of Educational & Developmental Psychology*, 11, 60–77.

Parkes, C. M. (1996). Bereavement. *Studies in grief in adult life*. 3rd edition. Routledge.

Petersen, Y., & Koehler, L. (2006). Application of attachment theory for psychological support in palliative medicine during the terminal phase. *Gerontology*, 52(2), 111–123.

Rodin, G., Walsh, A., Zimmermann, C., Gagliese, L., Jones, J., Shepherd, F. A., Moore, M., Braun, M., Donner, A., & Mikulincer, M. (2007). The contribution of attachment security and social support to depressive symptoms in patients with metastatic cancer. *Psycho-Oncology*, 16(12), 1080–1091.

Tan, A., Zimmermann, C., & Rodin, G. (2005). Interpersonal processes in palliative care: An attachment perspective on the patient-clinician relationship. *Palliative Medicine*, 19(2), 143–150.

第 5 章

心智化与死亡

引言

对于进展期癌症患者来说，保持生活的活力并非易事。他们的生活往往受身体问题、门诊预约、检查和干预支配；他们担心下一次检查或化验结果会带来不祥的消息。包罗万象的癌症世界可能使他们的身份和关系崩溃，并可能使他们失去重新调整和重构生活的想象力。一方面直面进展期疾病和生命终结，另一方面努力过一种令人满意和有意义的生活，我们把个体的这种能力称为"双重觉知"（Rodin & Zimmermann，2008）。缺少了这种能力，患有进展期疾病的人即使他们的身体状况足够好，也有可能放弃他们本可以过的生活。考虑多重观点的能力是心智化（mentalization）概念的核心（Bateman & Fonagy，2008）。CALM 治疗对心智化的关注，旨在通过帮助患者扩展对自我和对生活中仍然存在的可能性的认识，以促进双重觉知的形成。在本章中，我们将详细阐述心智化的概念及其在CALM 治疗中的应用。

心智化

心智化的概念出现在 20 世纪 60 年代的精神分析文献中，指的是个体象征和表征意义的能力（Freeman, 2016）。它后来被进一步指代反思和描述自己与他人的心理状态的能力，以及将感觉、思想和信念与行为联系起来的能力（Bateman & Fonagy，2008）。以多重视角考虑他人和自己是一种富于想象力的活动，这比直接观察要求更高（Bateman & Fonagy，2008）。心智化可以是内隐的，例如我们自动且反射性地监测和解释我们自己的想法、他人的想法以及想法的互动（Davidsen & Fosgerau，2015）。当心理状态和观点采纳成为谈话主题时，它也可以是外显的（Bateman & Fonagy，2008）。

心智化能力的发展依赖儿童早期安全依恋关系（Bateman & Fonagy，2013）。关注和反映儿童感受与体验的父母意象可以促进这一能力的发展。心智化能力发展的失败在诸如边缘型人格障碍等状况中较为明显（Bateman & Fonagy，2003）。有这障碍的人往往很难区分内部和外部现实，也很难体验或接受其他任何人的观点（Bateman & Fonagy，2008）。

心智化能力是一个连续变化的过程，并可能根据关系背景、个人的情感状态（Bateman & Fonagy，2013），以及特定对话的质量和性质而波动（见 Sperry，2013）。虽然心智化通常被当作一种个人能力或特征，但我们认为它也是一种在治疗对话中共同产生的关系构建（Shaw et al., 2019, 2020）。为此，我们对 CALM 治疗中发生的对话进行了微观分析，以阐明治疗师如何引入心智化，患者如何回应和参与心智化对话。在以下段落中，我们将探讨治疗关系中的心智化，包括在 CALM 治疗中培养的心智化，并特别注意癌症所带来的特有挑战。

心智化在治疗中的应用

基于心智化的治疗是为了帮助患者思考自己和他人的思考方式（Bateman & Fonagy，2006），已被应用于治疗一系列精神疾病，包括抑郁症（Bressi et al., 2017；Luyton et al., 2012）、进食障碍（Robinson et al., 2016；Skårderud & Fonagy，2012）和创伤后应激障碍（Allen et al., 2012；Palgi et al., 2014）。安全依恋关系极有可能顾及多重观点（Bateman & Fonagy，2013），基于心智化的治疗包含为患者提供一个"安全的基地"。治疗师保持好奇，对患者的观点采取不知情的立场，并努力避免基于自己的观点或客观现实情况进行预设或假设。但是治疗师有时可以阐明他们自己的经验，以说明另一种心理状态的可能性，这种心理状态与患者的心理状态不同，它不必是对现实的直接描述（Bateman & Fonagy，2008）。这可能有助于表达对同一情况或环境可以有多重观点。

心智化在进展期癌症治疗中的应用

在进展期疾病的背景下，心智化对于患者和治疗师都可能带来独特的挑战。死亡带来的痛苦可能会干扰人们的想象力和灵活思维的能力。此外，由于担心他人无法容忍或处理患者的恐惧心理，患者个人可能在治疗环境或家庭关系中隐瞒对死亡的思考。当家人或朋友不在身旁或由于不堪重负而无法提供帮助和支持时，这种情况更容易发生。一位 CALM 治疗的参与者指出，当她向他人提及对死亡的恐惧时，她说："这是一个终结话题，你无法再继续谈下去。"

在许多情况下，积极思考都有价值，但在进展期疾病和疾病逐渐恶化的情况下，它往往会失效。一位 CALM 治疗的参与者说，当人们告诉她要"保持积极的态度"时，她感觉像是被施加了"另一种期望"。生病后的种种症状和身处癌症世界的现实，可能会对保持乐观的心态构成挑战。随着疾病的发展，生命逐渐走向尽头，生活的选择也往往变得越来越有限，患者和治疗师都很容易忽视其他的生活方式和对未来的愿景（Hales & Rodin，2021）。在这种情况下，心理治疗干预可以帮助患者承受和应对临终与死亡带来的痛苦，并考虑生活的可能性。这种在做疾病管理的同时参与生活的双重性在死亡学和缓和医疗文献中被称为"中间知识"（middle knowledge）（Weisman，1972）和"生死间隔"（living–dying interval）（Pattison，1977），近期被我们研究团队描述为"双重觉知"（Rodin & Zimmermann，2008）。CALM 治疗师的目的不是要"纠正"患者对死亡的恐惧，而是要增强意识，让他们可以从多重视角来看待当下以及生命的终结。

心智化在 CALM 治疗中的应用

CALM 治疗通过引导患者对其生活的各个方面以及对疾病及其进展所带来的挑战进行反思，从而帮助患者扩展认识。我们使用会话分析的方法来阐明治疗师在 CALM 治疗中引导这种反思的过程。这种方法的独特之处在于，通过逐一分析对话中每个语句之间的联系，探讨心智化的关系构建（Shaw et al.，2020）。虽然对话双方是对当下凭直觉做出反应，但会话分析是一个阐明互动细节和细微差别的宝贵工具。这种分析依赖于一种转录方法，它可以捕捉到谈话产生的时间（例如，在停顿或重复之后）、使用的确切词语，以及产生这些词语时所使用的语调(Jefferson，2004)。捕捉谈话中的不流畅和自我纠正是很重要的，因为它们显示了说话者的自我意识，并试图使他们的谈话在语言产生的那一刻就能被理解和接受（McCabe et al.，2016）。这里呈现的摘录是简化的、说明性的文字稿，但也包含一些细节，如使用的确切词语和重叠的对话，以说明对话中的相关细微差别。

在以意义为中心的心理治疗中，意义是主要的探索主题（见Breitbart, 2016），而在 CALM 疗法中，正如在其他以心智化为基础的治疗方法中一样，意义的探索是治疗师和患者之间的一个过程。在CALM 疗法中，让患者参与心智化的过程意味着在支持对其他观点的同时，不否定患者提出的观点。这些额外的观点通常是通过提问逐步得出的，这些问题先含蓄地提出不同观点，但应避免将这些观点说成是更优越/高级的见解（见 Shaw et al., 2019）。患者表达的观点被接受和认可，同时其他观点也被考虑。在下面的摘录中，患者报告自己对其伴侣感到沮丧，CALM 治疗师逐渐引导患者进入一个新的视角，而不使患者的原有立场失效。

关系问题

（1）治疗师：那么，是如何导致你们之间出现问题的呢？

（2）患　者：嗯，这个病确实如此，这是一个不可预知的过程，他喜欢

（3）　　　　计划他的……他喜欢旅行，他喜欢提前一年计划他的旅行，这只是一个

（4）　　　　例子。他是一个真正的计划者和组织者，他非常善于社交，他已经离婚

（5）　　　　多年，他结交了很多朋友，关系网很大，他喜欢和人们在一起，

（6）　　　　嗯，他喜欢做很多事情，做很多计划。我对这些没有意见，

（7）　　　　在大多数情况下，只要我们有，嗯，比如说自己的时间，我们确实有，但是自从我生病后，

（8）　　　　　我不觉得一直有很多人在身边。

（9）治疗师：他对此有什么反应？

（10）患　者：他对我发火，他生气。我们两天前刚刚这样过，
　　　　　　　刚刚经历了这整件事；

（11）　　　　我的意思是，我有些日子好，有些日子不好，
　　　　　　　有时几周较好，几周不好；在过去，

（12）　　　　当我离开某个地方时，大部分时间我能够把它
　　　　　　　抛到脑后，享受当下，但我……我已经不是

（13）　　　　三年前的那个我了。

（14）治疗师：你相信他了解你的情况吗？

（15）患　者：嗯，我不……不完全相信。我不认为他能完全
　　　　　　　理解。

（16）治疗师：事实上，我应该问你……

（17）患　者：[啊]

（18）患　者：[我是否完全] 理解 [？]

（19）治疗师：[或者说，] 你了解你的病吗？

（20）患　者：嗯，我知道我得了 IV 期肺癌，但我……我感
　　　　　　　觉很好。我要告诉你，我没有病倒，

（21）　　　　我从来没有因为这个癌症病倒过一天，除了心
　　　　　　　理上的东西。呃，我我只是……我在努力

（22）　　　　与它斗争。我知道数据很糟糕，但我试着告诉
　　　　　　　自己，要么死

（23）　　　　要么活，否则它们不算数。

（24）治疗师：你希望战胜它？是这个意思吗？

（25）患　者：或者至少可以延长我的生命，通过治疗大大延
　　　　　　　长我的生命。我不认为它能被治愈，我——

（26）　　　　我意识到了这一点；在几乎每一次治疗和医生
　　　　　　　的约谈中我都被告知这些，

（27）　　　　【医生名字】

（28）治疗师：嗯。

（29）患　者：她说她不能治愈我。但据我所知，我

（30）　　　　　对药物治疗的反应相当好。我从来没有出现过

　　　　　　　　任何症状，除了药物的副作用外……

（31）　　　　　这个，我……

（32）治疗师：你是否认为，因为你看起来很正常，或者说，

　　　　　　　　感觉很正常，所以……

（33）　　　　　所以

（34）患　者：我不相信我病得像报告上写得那样严重，我的

　　　　　　　　医疗档案也是这么写的。

（35）治疗师：所以你认为这就是你丈夫难以理解这件事的原

　　　　　　　　因吗？

（36）患　者：我不知道，也许吧，我不知道，我从来没有想

　　　　　　　　过这个问题。

　　治疗师在回应患者对其丈夫的抱怨时，询问了丈夫对妻子病情的理解（"你相信他了解你的情况吗？"），然后又询问了她自己的理解（"事实上，我应该问你……你对它的理解是什么？"）。通过这些询问，治疗师引导患者思考对她丈夫的问题行为的另一种解释；具体地说，她可能没有以她的丈夫能够完全理解或意识到的方式向他传达病情的严重性。患者继续表示，她知道自己是肺癌Ⅳ期，"数据很糟糕"，但她很乐观，因为她感觉很好。一旦患者谈论到这一点，治疗师更明确地提出，丈夫的不理解实际上可能与患者和丈夫关于其疾病的沟通有关。

　　值得注意的是，治疗师采用渐进的方式与患者探讨另一种视角。首先通过询问他们各自如何理解她的病情，从而帮助患者意识到她的交流方式可能影响了丈夫的理解。

一旦患者承认她的诊断对她来说实际上是与她的感受不一致的，治疗师就有了互动空间得以更明确地提出，丈夫的不理解可能与患者向他传达的内容和她的表现多少有点关系。通过与患者一起逐渐形成这一观点，治疗师能够拓展患者的视角，而非将不同的观点强加于她（见 Shaw et al., 2019）。治疗师的目标不是在冲突中站队，而是扩展可以考虑的选项范围，以解决困境。患者有可能通过不完全披露她的疾病严重程度来保护自己和丈夫，这说明患者和伴侣之间的相互影响（Lo et al., 2013）。

一个人在某一时刻的心智化能力与他们的关系背景有一定关系（Bateman & Fonagy，2013），也与他们所参与的对话质量和性质有关（Sperry，2013）。因此，CALM 治疗和其他基于心智化的治疗一样，治疗师自身的心智化能力对患者的心智化能力的产生有一定作用（Bateman & Fonagy，2006）。然而，由于 CALM 治疗师和患者对疾病和死亡威胁有着共同认识，因此，对进展期疾病患者的生活持开放的态度可能对 CALM 治疗师来说也是一种挑战。当死亡的阴影十分庞大时，患者和治疗师可能难以想象其他的视角。在支持患者参与生活的同时，又不至于否定他们对死亡的恐惧，这可能也是一种挑战。

在下面的摘录中，另一位 CALM 治疗参与者描述了在余生有限的情况下，保持对于家庭和工作活动的参与度存在的困难。

不确定性和丧失

（1）治疗师：有很多的不确定性。

（2）患　者：还有很多可能的丧失。

（3）治疗师：是的。

（4）患　者：我不认为……我是说，我认为我极有可能不会

		放弃
（5）		并变得沮丧。我的意思是，这就是我的性格。
		只不过是让我的脑海里盘旋着一个迥然不同
（6）		的想法，我觉得。
（7）	治疗师：	嗯，你确实感到悲伤，的确很悲伤。
（8）	患　者：	是的，我已经哭了很多次。
（9）	治疗师：	是的。
（10）	患　者：	｛人名｝也是，｛人名｝也是，｛人名｝也是，
		我们都感到悲伤。但我们只能
（11）		挺过去。我……我是说我认为不会一直这样下
		去。然后我觉得很焦虑。就像是，我昨天晚上
（12）		睡不着觉。因为所有这些问题，我没有，你知
		道的，我没有答案。
（13）	治疗师：	我感受到了悲伤，和不确定性。呃……不确定
		性总是有的，但在这件事上，
（14）	患　者：	是的，应该是这样。
（15）	治疗师：	嗯，的确。
（16）	患　者：	是的。
（17）	治疗师：	是的
（18）		嗯，关于缓和医疗，我把它看作一种保险政策。
		呃，
（19）		他们了解你的情况，如果出现症状，你会在……
（20）	患　者：	是的。
（21）	治疗师：	管理症状上得到很多帮助，现在……
（22）	患　者：	是的。
（23）	治疗师：	呃……因为它有助于应对这种不确定性，如果，
		我的
（24）	患　者：	是
（25）	治疗师：	意思是，一旦身体出现了症状，你就不会被它

困住。

（26）患　者：是的。

（27）治疗师：嗯。

（28）患　者：是的

（29）治疗师：嗯

（30）患　者：嗯，我不知道该不该……我在想，也许最好带着{名字}去参加

（31）　　　　　第一次会面。但这是否……

（32）治疗师：我认为这是一个好主意。

（33）患　者：这样可以吗？

（34）治疗师：我认为这是个好主意。

（35）患　者：这样做。

（36）患　者：好

（37）治疗师：他们喜欢这样，他们通常会觉得这样不错。

　　治疗师认可了患者的体验，并将其标定为一个事实："这很悲伤。"然后，患者的这些感受变得更加强烈。她说着"我们只能挺过去"，但也感到焦虑不安。治疗师再次停留在这些感觉上，认可它们，并把它们当作自己的感觉表达出来，"我感到了悲伤，和不确定性"。然而，治疗师紧接着提出，他们之前一直在谈论的缓和医疗服务可以帮助缓解症状管理中的不确定感（"关于缓和医疗，我把它看作一种保险政策。他们了解你的情况，如果出现症状，你会在管理症状上得到很多帮助""因为它有助于应对这种不确定性，你知道我的意思，一旦身体出现了症状，你就不会被它困住"）。治疗师又一次在不反对患者所表达的悲伤和不确定的感受的同时，提供了另一种视角。通过再次引介缓和医疗，治疗师使患者得以体验到某种安全和得到保障的感觉，尽管她的疾病存在不确定性和病程上的进展。拥有这种双重性则体现

了"双重觉知"。

这里的例子强调了CALM治疗师在认可悲伤和无望感的同时，也要对其他观点进行心智化这一任务所面临的挑战。将这段摘录与上一段摘录联系起来，我们能够看出治疗师在保持自己的心智化能力的同时，在支持患者及其配偶的心智化能力时所表现的某些复杂性。

心智化和重获身份

进展期癌症常见的并发症之一是身份认同的丧失，情绪崩溃，然后完全围绕疾病构建新的身份认同。下面一个CALM治疗的摘录例子说明如何提供替代观点，而不是反对患者的观点。患者描述了她的经历、以及由于她的病情而对她的身份造成的威胁。她担心自己总是被人们从癌症的角度来对待，她想"恢复原本的自己"。

癌症与身份认同

（1）患　者：是的。我觉得这是……这是我感受到的一部分
　　　　　　　危机。

（2）治疗师：是的。

（3）患　者：而且，我……我很难再回去了。

（4）治疗师：是的。

（5）患　者：嗯。

（6）治疗师：是的。

（7）患　者：因为这就像……嗯，我觉得这就像是，我的许
　　　　　　　多同事如此关心我，

（8）同情我，并且……

（9）治疗师：嗯

（10）患　者：还参与其中，但我似乎不希望他们把我当作癌

症患者。我想，嗯，

（11）治疗师：对……对

（12）患　者：我想重新认识我是谁。

（13）治疗师：是的

（14）　　　　是的

（15）　　　　但我不知道我是否能做到。

（16）　　　　这只是……你知道的，就像我不知道我能否回
　　　　　　　到之前的生活，我不知道是否能够

（17）　　　　回到从前的自己。

（18）治疗师：我想说答案就在其间，就在这个意义上，如果

（19）　　　　你正在经历这一切，很难完全把癌症排除在外。

（20）　　　　呃，尽管我们的目标不是——我们的目标也许
　　　　　　　不是把它全部消除，使得你永远

（21）　　　　不会想到癌症，那是不可能的；但你所有的思
　　　　　　　考将会关于

（22）　　　　癌症，而你坚持的一部分是你自己。因此，是
　　　　　　　的你已经得了这种病，但，

（23）　　　　嗯，你可以坚持自己，这是我们的目标，也是
　　　　　　　个挑战。

（24）患　者：是的。这就像——这就像什么呃……也许一个
　　　　　　　更好的

（25）　　　　描述它的方式是，我需要……我需要看到并发
　　　　　　　展那个空间。

（26）　　　　（笑）

（27）治疗师：是的，这是个非常好的方式……就是这个观点。

（28）患　者：是的，我？我不是

（29）治疗师：是的

（30）患　者：要把这一切都找回来，但我需要发展那个空间。

（31）治疗师：对，是的，这是，这是，这是对这件事的一个

|（32）| 美好的表达，
这也正是我们的目标。|

治疗师通过引入一种新的思维方式来回应患者：患者可以在脑海中同时呈现出两个对自己的表征（摘录第 18-23 行）。治疗师接受了患者"重获"自己身份的愿望，并提出，她的某些身份将继续不可避免地与癌症相关联。然后，患者通过将这一过程描述为一种成长，而不是完全恢复她以前的身份，扩展了这一新的思维方式。"发展一个空间"的比喻抓住了 CALM 疗法中的心智化治疗过程，即为思考打开想象的可能性。

从事实到感觉的转换

与患者探讨其他可能观点，有利于区分感觉和事实。在治疗情境下，询问语言表达中的隐含意思；通过这样的方式，其他可能的观点不会被看作必然和应该，而是作为思考问题的一种可能方式（见 Shaw et al., 2019）。将一种观点认定为一种主观感受而不是事实，可以创造空间发展多重且共存的观点。以下面一段摘录为例，说明治疗师是如何先含蓄地、而后明确地邀请患者将一个观点视为一种感觉，而不是一个事实。患者收到了令人不安的消息，并表达了她的观点，即她觉得自己现在必须向癌症"屈服"；由于目前治疗方式的选择有限，她只能任其发展。这段摘录从治疗师邀请患者澄清什么是"屈服"开始。

"屈服"的含义

（1）治疗师：所以，进行化疗意味着不屈服，不进行化疗意味着

（2）　　　　　屈服？

（3）患　者：呃，是的。我把临床试验和化疗区分开来，是的。但这可能是

（4）　　　　　分不清的。是的，这就是它给人的感觉。但是……好吧……是的。但是，我不得不

（5）　　　　　说，我接受我将会死去——我正在死去。是的，这就是它给人的感觉，我——

（6）　　　　　是这样——你理解不了这个吧？（笑声）。

（7）治疗师：嗯，我可以理解，也不能理解。我……我能理解的是，这显然会感觉更好一些，你会感觉

（8）　　　　　更好一些，并且更受鼓舞，如果治疗有效。或者有更好的作用。我……我

（9）　　　　　理解这一点。但是你知道一种药物是否是一个好选择，或者它是否有帮助，

（10）　　　　是一种经验性的事情，我……我觉得当你谈到屈服的时候，那是一种心理上

（11）　　　　的事情。我认为现在的挑战是要把接受这个治疗方案的想法做一个转换。就像我说的，

（12）　　　　[医生的名字]将提供关于化疗的建议，但我……我认为这意味着

（13）　　　　将方案决定权交给你。尽可能地帮助你，无论你是否接受

（14）　　　　化疗。

（15）　　　　（停顿）

（16）患　者：是的，

（17）　　　　是的，

（18）　　　　这很有道理。我很乐意下周四与缓和医疗团队进行一次约见。

（19）治疗师：哦，那很好。

（20）患　　者：而且我很高兴这是按照我的意愿来安排的。

（21）治疗师：是的。

（22）患　　者：因为我不太清楚这到底会是什么样，你知道这
　　　　　　　　意味着什么吗？

（23）　　　　　换成我能做的那些事情，这会是什么样？你知
　　　　　　　　道，呃，我希望他们也能

（24）　　　　　在这方面帮到我。

患者最近收到了令人不安的消息，并报告了她的感受，即由于她的治疗方案选择有限，她现在必须"屈服"，任由癌症发展。治疗师通过询问患者"屈服"的含义（第1-2行），认为患者的观点是非现实的，因此含蓄地提出了另外一种可能性，即可以有不止一种考虑事情的方式。我们已经提出，这些意义扩展的询问为患者提供一个阐述其假设的机会，允许探索替代的视角（Shaw et al., 2019）。因此，他们含蓄地将视角从事实转向感觉。只有当患者向治疗师提出疑问时（第6行），治疗师才更明确地提出不同的观点，从而将事实与感觉分开；"屈服"不再被看作不接受化疗的必然后果。治疗师的谈话有效地使患者将她的感觉与事实分开。她反馈说"这很有道理"（第18行），并表示她是如何乐于和缓和医疗小组进行交谈的，因为他们可以帮助她确定她可以做的事情。换言之，她现在正在考虑一个不同的方案，而不是仅仅"屈服"。

总结

患有严重疾病的患者通常被建议积极思考并保持希望，但随着他们的症状越来越严重，这些策略变得不可持续。心智化可以帮助患者

在面临生命终结时拓展他们对生活的各种可能性的认识。CALM 治疗师旨在支持这一过程，而不预设患者应该经历什么。CALM 临床人员旨在理解和共情与死亡相关的痛苦，同时也支持面对这种逆境时有关心理复原力和力量的体验。通过促进对多重观点的考虑，并将患者对其观点的理解从事实转向感觉，CALM 疗法促进了对恐惧、希望和可能性的讨论，并减少了沉默带来的恐惧和孤立。

参考文献

Allen, J., Lemma, A., & Fonagy, P. (2012). Trauma. In A. Bateman & P. Fonagy (Eds.), *Handbook of mentalizing in mental health practice* (pp. 419–445). American Psychiatric Publishing, Inc.

Bateman, A. W., & Fonagy, P (2003). e development of an attachment-based treatment program for borderline personality disorder. *Bulletin of the Menninger Clinic*, 67(3), 187–211.

Bateman, A., & Fonagy, P. (2006). *Mentalization based treatment: A practical guide*. Oxford University Press.

Bateman, A., & Fonagy, P. (2008). Mentalization-based treatment for BPD. *Social Work in Mental Health*, 6(1–2), 187–201.

Bateman, A. W., & Fonagy, P. (2013). Mentalization-based treatment. *Psychoanalytic Inquiry*, 33(6), 595–613.

Breitbart, W. (Ed.). (2016). *Meaning-centered psychotherapy in the cancer setting: Finding meaning and hope in the face of suffering*. Oxford University Press.

Bressi, C., Fronza, S., Minacapelli, E., Nocito, E. P., Dipasquale, E., Magri, L., Lionetti, F., & Barone, L. (2017). Short-term psychodynamic psychotherapy with mentalization-based techniques in major depressive disorder patients: Relationship among alexithymia, re ective functioning, and outcome variables—A pilot study. *Psychology and Psychotherapy: eory,*

Research and Practice, 90(3), 299–313.

Davidsen, A. S., & Fosgerau, C. F. (2015). Grasping the process of implicit mentalization. *Theory & Psychology*, 25(4), 434–454.

Freeman, C. (2016). What is mentalizing? An overview. *British Journal of Psychotherapy*, 32(2), 189–201.

Hales, S., & Rodin, G. (2021). Managing Cancer And Living Meaningfully (CALM) therapy. In W. Breitbart, P. Butow, P. Jacobsen, W. Lam, M. Lazenby, & M. Loscalzo (Eds.). *Psycho-Oncology Fourth edition*. (pp. 487–491). Oxford University Press.

Jefferson, G. (2004). Glossary of transcript symbols with an introduction. In G. H. Lerner (Ed.), *Conversation analysis: Studies from the first generation* (pp. 13–31). John Benjamins Publishing Company.

Lo, C., Hales, S., Braun, M., Rydall, A. C., Zimmermann, C., & Rodin, G. (2013). Couples facing advanced cancer: Examination of an interdependent relational system. *Psycho-Oncology*, 22(10), 2283–2290.

Luyton, P., Fonagy, P., Lemma, A., & Target, M. (2012). Depression. In A. Bateman & P. Fonagy (Eds.), *Handbook of mentalizing in mental health practice* (pp. 385–418). American Psychiatric Publishing, Inc.

McCabe, R., John, P., Dooley, J., Healey, P., Cushing, A., Kingdon, D., Bremner, S., & Priebe, S. (2016). Training to enhance psychiatrist communication with patients with psychosis (TEMPO): Cluster randomised controlled trial. *The British Journal of Psychiatry*, 209(6), 517–524.

Palgi, S., Palgi, Y., Ben-Ezra, M., & Shrira, A. (2014)."I will fear no evil, for I am with me": Mentalization-oriented intervention with PTSD patients. A case study. *Journal of Contemporary Psychotherapy*, 44(3), 173–182.

Pattison, E. M. (1977). *The experience of dying*. Prentice Hall.

Robinson, P., Hellier, J., Barrett, B., Barzdaitiene, D., Bateman, A., Bogaardt, A., Clare, A., Somers, N., O'Callaghan, A., Goldsmith, K., Kern, N., Schmidt, U., Morando, S., Ouellet-Courtois, C., Roberts, A., Skårderud, F., & Fonagy, P. (2016). e NOURISHED randomised controlled trial comparing mentalisation- based treatment for eating disorders (MBT-ED) with specialist supportive clinical management (SSCM-ED) for patients with eating disorders and symptoms of borderline personality disorder. *Trials*, 17(1): 549.

Rodin, G., & Zimmermann, C. (2008). Psychoanalytic re ections on mortality: A reconsideration. *Journal of the American Academy of Psychoanalysis and Dynamic Psychiatry*, 36(1), 181–196.

Shaw, C., Chrysikou, V., Lanceley, A., Lo, C., Hales, S., & Rodin, G. (2019). Mentalization in CALM psychotherapy sessions: Helping patients engage with alternative perspectives at the end of life. *Patient Education and Counseling*, 102(2), 188–197.

Shaw, C., Lo, C., Lanceley, A., Hales, S., & Rodin, G. (2020). The assessment of mentalization: Measures for the patient, the therapist and the interaction. *Journal of Contemporary Psychotherapy*, 50(1), 57–65.

Skårderud, F., & Fonagy, P. (2012). Eating disorders. In A. Bateman & P. Fonagy (Eds.), *Handbook of mentalizing in mental health practice* (pp. 347–384). American Psychiatric Publishing, Inc.

Sperry, M. (2013). Putting our heads together: Mentalizing systems. *Psychoanalytic Dialogues*, 23(6), 683–699.

Weisman, A. D. (1972). *On dying and denying: A psychiatric study of terminality*. Behavioral Publications.

第 6 章

治疗决策和治疗过程

我不认为我真正了解参与临床试验的实际含义，直到我成为临床试验的一部分……它远远超出我的预期。

——CALM 项目参与者

引言

现代癌症照护的目的是支持患者和家属积极参与治疗决策，旨在尊重接受治疗的个体的自主权，鼓励共同决策，并确保获得知情同意。然而，在患者和家属感到痛苦与绝望的情况下，自主权、甚至连共同决策的目标都有些虚幻，在这种情况下，他们很难对干预的潜在风险和益处形成有意义的理解。此外，在繁忙的癌症诊所中，短暂的会谈往往不能为患者提供足够的时间或空间来思考有待选择的治疗方案的风险和益处，以及这些方案是否符合他们自己的价值观和照护目标。本章概述了进展期癌症治疗决策的一些重要因素，并进一步描述了 CALM 疗法如何帮助患者在一个中立、非紧迫的心理空间中反思，以及考虑与治疗决策相关的复杂问题。

进展期疾病对自主权的挑战

现代医疗保健中的知情同意概念强调了患者个人理解和获知与他们的疾病和治疗方案有关的信息的能力的重要性。围绕这一过程的医学法律框架通常强调医疗保健提供者有责任清楚地传达信息，并允许患者根据他们自己的个人信仰和价值观作决定。这一过程旨在尊重患者的自主权，这一原则在许多文化中都受到高度重视，特别在相关决策可能涉及生死的医疗环境中尤为重要。

尊重自主权的伦理原则有时是合法地获得治疗或研究的知情同意的前提条件之一。从这个角度看，自主权意味着为自己识别或决定哪些价值、信仰、承诺和愿望对指导行动和制定决策是重要的。然而，这个观点没有考虑到我们的思想和情感在多大程度上被我们的关系和社会背景影响。在一些文化中，家庭在疾病的某些阶段成为医疗决策者（Chong et al., 2015），而在有些文化中，医学权威在决策方面更有分量（Ruhnke et al., 2000）。总的来说，家庭成员、医疗保健提供者和重要他人对患者决策的影响都是不可避免的，这使得自主权的概念更加模糊，也凸显了知情同意过程的复杂性。

当对最佳行动方案的认定存在冲突时，关于治疗的决策就更加复杂。医疗保健提供者、家庭成员和患者对追求激进的抗癌治疗的益处或对参与 I 期和 II 期临床试验的价值可能有不同的看法。当干预措施的益处和风险不明确时，这种分歧特别容易发生，毕竟大多数患者和家属更愿意接受明确和清晰的建议。决策过程中的冲突如果发生在患者、家属和医疗保健提供者之间，则被认为是外部冲突（May，2002；Carnevale，2005）。当个人对采取何种行动感到矛盾时，也可能出现内部冲突。在癌症治疗过程中，如果患者与家人之间或患者、家人与医疗保健提供者之间存在分歧，那么患者就很难作出决定。

然而，对于那些对自己的病程感到绝望却又担心治疗的不良副作用，或不确定在生命的这个阶段临床试验可能带来的有限益处是否值得冒险和付出时间的患者来说，内部冲突可能同样具有挑战性。患者及其家属所经历的严重情绪困扰，以及疾病可能引起的价值观和优先事项的潜在转变，可能会徒增困惑和不确定性，即哪些决策最符合这些新价值观和信念。

像 CALM 这样的心理治疗干预可以帮助患者解决内部和外部冲突。CALM 治疗关系的支持性方面可能有助于调节患者强烈的情绪反应，并提供一个反思的空间，使患者可以考虑自己的不同感受，并将其与他人的愿望和意见分开。肿瘤门诊中往往没有足够的时间来进行这种反思。这种反思包括考虑癌症进一步治疗的风险和益处，以及无论是否继续治疗，都能找到保持希望的方法。CALM 会谈还可以帮助患者理清他们希望向医疗保健提供者提出的问题，这对他们的决策可能是至关重要的。

支持自我反思和心智化，CALM 疗法使患者有机会思考和权衡他们自己的愿望、恐惧和对治疗的偏好，同时也考虑他们的家人和医疗保健提供者的观点。其目的不是让患者作出独立于其他各方的决定，而是让他们更好地理解自己和他人的观点，以便在决策中考虑周全。CALM 疗法提供的关系支持可能会帮助患者形成一种能力，并让他们在治疗决定中体验到更强的自主性。

治疗上的误解、错误估计和临床试验

当患者与医疗保健提供者建立了信任关系并得到了明确的循证建议时，患者对转移性癌症的治疗能最直接作出决定。当一种治疗方案获益的可能性不明确，而且可能有相当大的不良反应时，决策就会困难得多。在这种情况下，肿瘤医生也不太可能给出明确的建议，而是将决策权交给患者或家属。

I 期和 II 期临床试验代表了干预措施的安全性、效用及其风险—收益比的最大不确定性（Grankvist & Kimmelman, 2016）。尽管一些患者可能会从参与此类试验中获益，但获益的可能性很小（Kimmelman, 2019）。这些试验的主要目的是确定副作用和最佳剂量，因此，主要受益者是未来的患者。虽然参与 I 期和 II 期试验的患者可能会有一定获益，但患者和家属往往对它们的潜在收益有不切实际的期望，或者把参与这些试验等同于维持希望和士气。他们可能将研究误解为个人的医疗照护，这被称为"治疗误解"，或者错误地估计收益和风险的机会，被称为"治疗误估"。这两种情况在参加 I 期试验的进展期癌症患者中很常见，即便是已经具备全面的知情同意过程（Pentz et al., 2012）。这些因素使患者难以权衡风险和收益，难以决定最适合他们的治疗方案。

与死亡有关的痛苦对医疗决策的影响

患者应该在多大程度上依从抗癌治疗和 I 期试验，是患者、家属和医疗保健提供者面临的最大难题之一。这类治疗可能会显著延长生命和减轻症状，但也可能因其毒性而带来不利影响；在距离生命终点很近时，这一情况尤为明显。事实上，在接近生命末期时，照护质量的重要指标包括不那么积极的照护（Bainbridge & Seow, 2016）。这里的"积极照护"指的是强度较大的照护，通常以延长生命为目的，而不是以缓和医疗为目的。

北美的研究表明，对进展期癌症患者的照护正变得更加激进（Ho et al., 2011），而事实上，大多数认识到自己即将死亡的患者表示希望得到不那么激进的照护（Mack et al., 2010；Weeks et al., 1998）。非激进照护的成本较低（Cheung et al., 2015），并且与下列情况有关：较高的对患者生活和照护质量的照护者评价，较少的照护者丧亲痛苦（Prigerson et al., 2015；Wright et al., 2008, 2016；Zhang et al., 2012），较长的患者生存期（Näppä et al., 2011）。目前的指南推荐进展期癌症患者在病程早期进行缓和医疗和预先设立照护计划的讨论（Ferrell et al., 2017；Smith et al., 2012）。这一建议基于强有力的证据，即早期缓和医疗与生活质量的改善（Temel et al., 2010；Zimmermann et al., 2014）、对照护的更大满意度（Zimmermann et al., 2014）、低强度肿瘤干预和更长的生存期（Temel et al., 2010）。然而，当缓和医疗的转诊和预立照护计划被推迟时，患者更有可能接受更积极的干预（Temel et al., 2010）。

哪些因素导致了在生命末期向进展期癌症患者提供高强度医疗照护，还需要进一步阐明。患者和家属的态度、坚持抗癌治疗以保持希望，以及他们准备好面对生命的结束，这些都已被证明会影响沟通和治疗的选择（Innes & Payne, 2009）。同样，支持积极干预和避免讨论生命末期的医疗保健提供者、机构和/或医疗保健系统都可能在鼓励更积极的照护方面发挥作用（Dzeng et al., 2015）。

关于绝症的决策研究强调，患者、家属和医疗保健提供者对生命终结的痛苦感受可能会影响治疗的决策，并使患者权衡可选方案时考虑得更复杂。患者和临床医生都可能回避预立照护计划或讨论缓和医疗的转介，等待对方来解决这个问题。这种相互回避可能会变成一种共谋，导致更积极的治疗，并降低转诊到安宁疗护或缓和医疗的可能性，同时减少预立照护计划（de Haes & Koedoot, 2003）。在这种情况下，抗癌治疗不仅可以用来治疗疾病，还可以提供希望，消除患者对生命结束的恐惧。然而，这种方法可能导致生活质量的下降和死亡质量的降低。在 CALM 疗法中处理预立照护计划及关于濒死和死亡的痛苦，可以支持患者作出决策，并减少恐惧和绝望对这一过程的影响。

预后意识与死亡凸显过程

预后信息的交流对传递消息的临床医生和接受消息的患者来说都是一项敏感的任务（Chochinov et al., 2000；Glare et al., 2008）。研究表明，在可能的范围内，患者希望被告知他们的预后，而且预后意识本身并不会给患者造成心理上的伤害（Barnett, 2006）。此外，认为患者要么活着、要么死亡，要么与癌症抗争、要么放弃的观点是错误的二分法，可能会导致患者回避预立照护计划和转介缓和医疗。关于预后的讨论最有效的方式，是随着时间的推移在多次对话中进行。预后意识的转变通常发生在照护工作转变或新的身体症状出现时。把对预后的理解看作一个随时间发展的过程，可以帮助患者、家属和医疗保健提供者保持"双重觉知"，在疾病轨迹的不同阶段，对这一点的理解也会发生变化。

用于反思的中立空间的益处

患者需要时间与中立的空间，以反思自己的情况和不同的治疗方案。这可以促进他们对自己的癌症及其治疗的理解，并有助于澄清个人信仰和价值观。这是一个重要的过程，因为当患者及其家属决定接受或拒绝积极的抗癌治疗或参与早期临床试验时，他们要承担的风险是很大的。CALM 疗法在癌症治疗环境中提供的反思空间可能具有独特的价值，使他们能够从多重视角考虑这些决定。患者认为 CALM 治疗师对癌症照护系统的了解是有价值的，这使治疗师能够更容易理解患者的经历，而无需由患者解释所经历的每件事。由于 CALM 治疗师与癌症治疗决策相对独立，他们能够保持一种更平衡的立场，并且对某一特定治疗过程或路径的专业投入较少。然后，治疗过程可允许患者考虑寻求治疗的风险和收益，同时考虑他们的医疗保健提供者、家庭以及所接触到的网络和社交空间传播的观点。

总结

抗癌治疗的决策是进展期疾病患者的最重要任务和面临的挑战。当治疗的适应症及其有益效果明确时，这种决策是最清晰明了的。然而，当治疗获益的可能性不明确时，患者及其家属的价值观和偏好就变得更加重要。在 I 期临床试验中尤为如此。在这些试验中，获益的可能性相对较小。在这种情况下，CALM 疗法可能具有独特的价值，因为它为患者提供了反思的空间，使他们有机会、有时间考虑治疗方案或临床试验的风险和收益，而这样的机会在肿瘤诊所中并不总是存在。在决策过程中与患者接触，同时不强加自己的价值观或观点，是 CALM 治疗师最具挑战性的任务之一。CALM 疗法的培训，以及治疗师与肿瘤科和缓和医疗团队工作人员的合作有助于保持这种精妙的平衡。

参考文献

Bainbridge, D., & Seow, H. (2016). Measuring the quality of palliative care at the end of life: An overview of data sources. *Healthy Aging & Clinical Care in the Elderly*, 8, 9–15.

Barnett, M. M. (2006). Does it hurt to know the worst? Psychological morbidity, information preferences and understanding of prognosis in patients with advanced cancer. *Psycho-Oncology*, 15(1), 44–55.

Carnevale, F. (2005). Ethical care of the critically ill child: A conception of a 'thick' bioethics. *Nursing Ethics*, 12(3), 239–252.

Cheung, M. C., Earle, C. C., Rangrej, J., Ho, T. H., Liu, N., Barbera, L., Saskin, R., Porter, J., Seung, S. J., & Mittmann, N. (2015). Impact of aggressive management and palliative care on cancer costs in the nal month of life. *Cancer*, 121(18), 3307–3315.

Chochinov, H. M., Tataryn, D. J., Wilson, K. G., Enns, M., & Lander, S. (2000). Prognostic awareness and the terminally ill. *Psychosomatics*, 41(6), 500–504.

Chong, J. A., Quah, Y. L., Yang, G. M., Menon, S., & Krishna, L. K. R. (2015). Patient and family involvement in decision making for management of cancer patients at a centre in Singapore. *BMJ Supportive & Palliative Care*, 5(4), 420–426.

de Haes, H., & Koedoot, N. (2003). Patient centered decision making in palliative cancer treatment: A world of paradoxes. *Patient Education and Counseling*, 50(1), 43–49.

Dzeng, E., Smith, T. J., & Levine, D. M. (2015). What are the contributing factors towards overly aggressive care at the end of life? *Journal of General Internal Medicine*, 30, S301.

Ferrell, B. R., Temel, J. S., Temin, S., Alesi, E. R., Balboni, T. A., Basch, E. M., Firn, J. I., Paice, J. A., Peppercorn, J. M., Phillips, T., Stovall, E. L., Zimmermann, C., & Smith, T. J. (2017). Integration of palliative care into standard oncology care: American Society of Clinical Oncology Clinical Practice Guideline Update. *Journal of Clinical Oncology*, 35(1), 96–112.

Glare, P., Sinclair, C., Downing, M., Stone, P., Maltoni, M., & Vigano, A. (2008). Predicting survival in patients with advanced disease. *European Journal of Cancer*, 44(8), 1146–1156.

第 7 章

CALM 疗法和死亡意愿

在过去的一段时间里，我经历了无法想象的疼痛；过去的一周疼痛变得更加严重了。这样的疼痛让我觉得生不如死。

——生存意志研究参与者

引言

进展期癌症患者的心理障碍可能不仅表现为痛苦的症状，还表现为丧失生存意志，或是产生死亡意愿（Khan et al., 2010）。生存意志是求生的心理表达，具有理性、情感和本能的支撑作用（Calmer, 2001）。尽管患者在遭受巨大痛苦或面对残疾时可能会质疑生命的价值，但大多数进展期疾病患者仍然存在生存意志（Rodin et al., 2007），即使是在缓和医疗环境中依然如此（Chochinov et al., 1995）。由于身患进展期癌症时丧失生存意志并非不可避免，因此当这种情况出现时，应该进行解释并给予可行的治疗干预。

失去生存意志可能表现为冷漠、顺从、渴望从痛苦中解脱出来，以及隐晦或明确地表达死亡意愿。丧失生存意志作为抑郁症的表现，很难与非病理性的接受死亡和"理性自杀"区分开来（Cheung et al., 2017）。最近，许多司法管辖区将协助死亡合法化，使得在患有进展期疾病的个体中进行这种区分变得更加困难。此类立法反映了社会态度、法律和政策的巨大转变，认为患者有能力选择结束自己的生命 (Chochinov et al., 1995; Johansen et al., 2005)。然而，这些政策可能没有充分考虑个体作出此类决定的动机的复杂性。

目前，某种形式的协助死亡已在荷兰、比利时、哥伦比亚、卢森堡、瑞士、德国、加拿大、澳大利亚维多利亚州、新西兰以及美国的八个司法管辖区合法化：包括俄勒冈（1994）、华盛顿（2008）、蒙大拿（2009）、佛蒙特（2013）、加利福尼亚（2015）、科罗拉多（2016）、哥伦比亚特区（2016）和夏威夷（2018；Emanuel et al., 2016；Steck et al., 2013）。来自这些地区的证据表明，更多的进展期疾病患者都考虑过医生协助死亡的方式，但最终选择这种方式的人并不多（Blanke et al., 2017；Tolle et al., 2004）。此外，虽然在协助死亡合法化的国家，协助死亡的比率趋于上升，但在这些司法管辖区，协助死亡仍仅占所有死亡人数的 0.1% 至 4.6%（Radbruch et al., 2016）。

2016 年成年人死亡医疗援助（medical assistance in dying，MAiD）在加拿大合法化。原联邦立法中的关键资格标准包括：知情同意的能力、可合理预见的自然死亡以及个人无法忍受的身体或心理痛苦。此后，加拿大在立法修订时提出，从资格标准中删除"可合理预见的自然死亡"这一项要求，并允许在某些情况下对 MAiD 进行预先指示，除非患者在干预时表现出反对或拒绝该程序（加拿大政府，2020）。然而，将进展期癌症患者协助死亡的"合理"请求与需要干预的心理障碍区分开来并非易事。本章将探讨进展期癌症患者对死亡意愿的态度，以及 CALM 疗法在处理这一问题时可能起到的作用。

进展期癌症中的死亡意愿

在生存意志研究（见第3章）中，只有1.5%的转移性癌症患者有强烈的死亡欲望（Rodin et al., 2007）。这类患者很少有死亡意愿并不令人惊讶，因为所有人都曾在大型综合肿瘤中心寻求过积极治疗。然而，据报告，与其他患者相比，在对加速死亡有强烈渴望的患者中，绝望、抑郁和功能状态受损的症状更常见。在对进展期癌症患者的其他研究中，许多受试者正在接受家庭或住院缓和医疗，其中12%的人的死亡意愿很高（Wilson et al., 2016）；这些受试者同时患有更加严重的痛苦症状和功能障碍。这些发现表明，即使是在疾病晚期和临近死亡的情况下，结束生命的理性愿望也并不常见，但如果存在，可能会与身心痛苦纠缠在一起。

在通过自杀来实现死亡意愿的人中，进展期疾病患者的死亡意愿可能是最难以解释的。最近的研究表明，癌症患者的总体自杀风险是普通人群的四倍，而进展期癌症患者的自杀风险要高得多（Kaceniene et al., 2017；Misono et al., 2008；Saad et al., 2019；Zaorsky et al., 2019）。更引人注目的是，方及其同事（Fang et al., 2012）发现，患者在被诊断为进展期疾病后的第一周，自杀和心脏死亡的风险分别比一般人群高12倍和5倍。而在更晚期的患者中，这些风险会更高（Misono，2008）。在协助死亡合法化的国家，请求死亡协助的主要是进展期癌症患者（Blanke et al., 2017；Emanuel et al., 2016；Li et al., 2017；Steck et al., 2013）。在协助死亡的申请者中，癌症患者占多数的原因尚不明确，可能是由于癌症患者的死亡预期或实际的症状负担、可预测的病程，也有可能在临终时有提供知情同意的能力，以及与其他进展期疾病患者相比，他们更多地接受专门的缓和医疗和安宁疗护（Pardon，2013）。

有证据表明，死亡意愿和生存意志会随着时间的推移而显著波动（Chochinov et al., 1995; Hudson et al., 2006；Johansen et al., 2005；Rodin et al., 2007），即使在生命的最后几周（Rosenfeld et al., 2014）也同样如此。一项针对近 1000 名美国进展期疾病患者的研究证实了这一点。在受试者中，超过 10% 的人认真考虑过安乐死或医生辅助死亡（Rosenfeld, 2014）。在两到六个月后重新进行评估时，一直在考虑采取此类干预措施的人大约一半改变了主意；而几乎同等数量的人由不支持改为开始认真考虑这些措施。这种波动表明，进展期疾病患者的生存意志和死亡意愿可能受多种因素影响，包括他们的心理状态、症状控制的程度、身体功能水平和个人社会背景。这也可能意味着死亡意愿可以通过 CALM 等心理治疗干预来改善。

失去生存意志和死亡意愿的意义

生存意志指个体内部的一种动机状态，但与个体的社会背景以及与他人的联系密切相关。我们注意到在接受缓和医疗的住院患者中，能够融入环境的人最有可能保持生存意志（Tataryn & Chochinov, 2002）。反映在依恋安全方面对支持的期望（见第 4 章），在保持生存意志方面可能比实际获得的社会支持更重要。那些缺乏依恋安全感的人可能会害怕患了进展期疾病后不得不依赖他人，而在这种新的情形下，他们重新调整关系的能力变差。尽管病人患进展期疾病后，协助死亡通常被用作减轻身体痛苦或维护尊严的干预措施（Attaran, 2015），但对协助死亡的请求可能也反映出患者希望通过提前结束生命、避免疾病恶化导致依赖增加。在这方面，依恋回避与加速死亡的愿望已被证实存在相关，依恋回避与请求协助死亡之间也存在相关性（Oldham, 2011; Rodin, 2009; Smith, 2015）。年龄和其他社会人口学因素也可能影响死亡意愿（Carmel, 2001），理性自杀在老年人中更为常见（Cheung et al., 2017）。

有人担心，协助死亡合法化会导致缓和医疗被忽视，未经治疗的痛苦会导致更多进展期疾病患者寻求协助死亡（Barutta & Vollmann, 2015；Radbruch et al., 2016）。迄今为止，这些担忧尚未成为现实，因为协助死亡的合法化并未减少人们对缓和医疗的关注（Chambaere & Bernheim, 2015）。一些研究表明，寻求协助死亡的患者比其他进展期疾病患者更容易获得缓和医疗（Dierickx et al., 2018）。这表明患者寻求协助死亡更多的是出于心理原因，而不是为了减轻当前的身体疼痛。

生存意志研究的质性访谈结果显示，进展期癌症患者的死亡意愿可分为三种不同但并不互斥的类型，患者的死亡意愿类型会随时间而波动（Nissim et al., 2009）。最常见和最持久的死亡意愿体验是将死亡作为一种假设性的退出计划。这意味着考虑将死亡加速不是当前的选择，而是未来计划，这一计划将在所有其他治疗方法都失败时启动。从这个角度来看，加速死亡被视为一种保障，即如果患者愿意，就可以避免个体经历不想要的死亡阶段。正如一位患者所解释的那样，"我有很多事情要为之而活，但如果我虚弱到无法做任何事情的地步，那我就不想留下了"。看起来矛盾的是，通过考虑这个假设的退出计划（B计划），患者产生了认知掌控感，这使得他们能够承诺继续进行延长生命的治疗。

死亡意愿也被患者视为缓解绝望、无助和恐慌情绪的一种手段（Nissim et al., 2009）。一位参与者将这种恐惧状态描述为"在黑暗的隧道中，看不到任何光亮"。其他患者则形容其"就像是恶性循环"和"一种只有死亡才能解脱的瘫痪状态"。一位患者说："就让我死去吧。我不想醒来面对这一切。我祈祷在睡梦中死去。我没有什么可活的，完全没有。在我的生活中，没有什么是我所追求的，如果有的话就太可怕了，因为它可能不会发生。"

许多参与者描述了类似的绝望状态，尽管大多数是短暂的。通常，绝望时的加速死亡愿望是由应激事件引发的，例如令人失望的检查结果或身体症状的恶化，尤其是疼痛。在这种情况下，绝望感通常因孤立和无助而加剧，有时因无法获得医疗服务或没有照护者而引发。从这种状态中恢复通常与家庭联系相关，一些患者表示，他们坚持活下去的原因是与伴侣、孩子和孙辈的联系以及承诺对他们而言非常重要。在一个安全的反思空间（见第5章），通过心智化和考虑其他可能的观点，将有助于患者的恢复，将他们从"没有任何光线的黑暗隧道"中解放出来。

最后，加速死亡意愿有时被视为一种"放手"体验。这一体验最常发生在疾病的积极死亡阶段。一位患者解释说，"我意识到我的时间到了"，患者描述自己正迎接令人欣慰的最后阶段，并觉得以前认为生活中许多重要的方面现在都变得令人烦恼。这些个体经常报告说感觉太累了，无法接待访客，而医疗干预对他们来说似乎毫无意义。正如一位患者所说："任何生物体都有其局限性，而我已经达到了我的极限。"另一位有宗教信仰的患者说："我们必须接受这样一个事实，这里没有奇迹——我的时间已经结束。"CALM治疗帮助患者进行死亡的准备，可能有助于进展期疾病患者在生命结束时达到这种平静状态。

区分加速死亡意愿的三种不同体验——认知掌控或B计划、绝望和接受死亡——具有重要的理论和临床意义。CALM疗法提供的反思空间可以阐明这些状态并减轻与之相关的痛苦。事实上，在CALM治疗及在医疗保健提供者的访谈中，最重要的治疗干预可能是患者将这些感受传达给有共情能力的倾听者。现在，不断改进的新方法正帮助医疗保健提供者学习如何参与此类对话（Gewarges et al., 2020）。

CALM 疗法对死亡意愿的潜在作用

关于请求协助死亡申请者的能力评估，以及他们是否有共病精神障碍，这一维度目前已有大量研究和临床关注。然而，要求协助死亡有何含义，心理治疗干预是否可以改善死亡意愿或生存意志丧失，研究者对这些维度的关注却少得多。CALM 疗法旨在解决这些问题以及其他可能导致丧失生存意志或引起死亡意愿的问题。死亡意愿与 CALM 疗法的四个维度均有关系，因此 CALM 治疗可能直接或间接地帮助患者处理死亡意愿（见表 7.1）。

CALM 疗法旨在改善患者与其医疗保健提供者之间的沟通，以便更好地控制患者的躯体症状，共同决策以及达到与个体的价值观和愿望一致的照护目标（参见第 6 章）。关注依恋安全和随着依赖需求的增长重新调整依恋关系——这是 CALM 疗法的核心焦点——有助于缓解依赖、恐惧感并确保家庭成员和医疗保健提供者提供最佳支持（见第 4 章）。解决患者生活中的意义感以及他们对未来的恐惧、希望和愿望相关的问题，也可以减少与生命终结相关的痛苦。对于许多患者来说，这是他们第一次有机会讨论他们的生存或死亡愿望，并将协助死亡作为他们众多可能选择中的一个。一位患者认为 MAiD 能够使他避免经历在他的父亲身上看到的那种死亡，当得知住院式安宁疗护可以满足他的需要且不会给家人带来负担时，他如释重负。

CALM 等心理治疗干预有助于减轻死亡意愿，并通过对抑郁的预防和治疗，直接或间接地增强生存意志。然而，由于在我们的癌症中心，几乎一半要求协助死亡的患者没有接受过或未被转介接受专门的社会

表 7.1　CALM 维度及其在减少死亡意愿方面的潜在应用

维度	1. 症状管理和与医疗保健提供者的沟通	2. 自我及与亲密他人关系的改变	3. 精神信仰，意义和目标感	4. 未来的准备，希望和死亡
讨论重点	与医疗保健提供者合作和改善沟通，并帮助其做出医疗决策以确保最佳照护和症状控制	支持调整自尊、身份认同和亲密关系，以应对癌症相关的变化	经历进展期疾病时期重新考虑生活的优先事项和目标	承认预期的恐惧，维持"双重觉知"，并为疾病进展和生命终结做准备
目标	关注个人必须面对的实际问题和治疗决策，以及他们与医疗保健提供者的关系	关注调节混乱的依恋安全，以及依恋关系的重新调整，这在进展期癌症中通常是必要的	重新考虑和重新规划生活优先事项	面对恐惧，为疾病的发展和生命的终结做好计划
对死亡意愿的潜在作用	感到有权向医疗保健提供者提出意见的患者更有可能妥善管理他们的症状，接受更符合他们价值观的治疗，并感受到更强的控制	自尊的恢复，依恋安全感的增强，以及依恋关系的重新调整有助于减少死亡焦虑和死亡意愿	重新规划生活的优先级，反思迄今为止的生活，可能有助于恢复希望和士气，并减少死亡意愿	有机会交流与死亡相关的恐惧，讨论生命终结计划，有助于减少死亡焦虑和死亡意愿

心理照护（Li et al., 2017），干预的结果尚不得而知。因此，尚不清楚早期实施 CALM 治疗是否会减少这些患者对协助死亡的渴望或请求。我们希望通过一项正在进行的大型纵向研究阐明这一点，以更加明确死亡意愿和请求死亡医疗协助的预测因素，并确定 CALM 和其他干预措施对这些结果的影响。

总结

身体或心理痛苦可能会导致死亡意愿和生存意志丧失，或对此类结果的恐惧，尤其是在回避型依恋倾向的个体中更容易出现。这些状态可以通过治疗干预来缓解或改变，这一点与理性自杀相关的死亡接受状态不同。CALM 疗法可以为临终者提供反思空间，让他们可以思考余生里的各种可能性，并思考生存意志丧失和死亡意愿（如果出现）的意义。目前正在进一步进行前瞻性研究，以查明 CALM 疗法能够在多大程度上预防或延迟进展期疾病患者的生存意志丧失和死亡意愿的出现。

参考文献

Attaran, A. (2015). Unanimity on death with dignity—Legalizing physician-assisted dying in Canada. *The New England Journal of Medicine, 372*(22), 2080–2082.

Barutta, J., & Vollmann, J. (2015). Physician-assisted death with limited access to palliative care. *Journal of Medical Ethics, 41*(8), 652–654.

Blanke, C., LeBlanc, M., Hershman, D., Ellis, L., & Meyskens, F. (2017). Characterizing 18 years of the Death with Dignity Act in Oregon. *JAMA Oncology, 3*(10), 1403–1406.

Carmel, S. (2001). The will to live: Gender differences among elderly persons. *Social Science & Medicine, 52*(6), 949–958.

Chambaere, K., & Bernheim, J. L. (2015). Does legal physician-assisted dying impede development of palliative care? The Belgian and Benelux experience. *Journal of Medical Ethics, 41*(8), 657–660.

Cheung, G., Douwes, G., & Sundram, F. (2017). Late-life suicide in terminal cancer: A rational act or underdiagnosed depression? *Journal of Pain and Symptom Management, 54*(6), 835–842.

Chochinov, H. M., Wilson, K. G., Enns, M., Mowchun, N., Lander, S., Levitt, M., & Clinch, J. J. (1995). Desire for death in the terminally ill. *The American Journal of Psychiatry, 152*(8), 1185–1191.

Dierickx, S., Deliens, L., Cohen, J., & Chambaere, K. (2018). Involvement of palliative care in euthanasia practice in a context of legalized euthanasia: A population based mortality follow-back study. *Palliative Medicine, 32*(1), 114–122.

Emanuel, E. J., Onwuteaka-Philipsen, B. D., Urwin, J. W., & Cohen, J. (2016). Attitudes and practices of euthanasia and physician-assisted suicide in the United States, Canada, and Europe. *JAMA, 316*(1), 79–90.

Fang, F., Fall, K., Mittleman, M. A., Sparén, P., Ye, W., Adami, H. O., & Valdimarsdóttir, U. (2012). Suicide and cardiovascular death after a cancer diagnosis. *The New England Journal of Medicine, 366*(14), 1310–1318.

Gewarges, M., Gencher, J., Rodin, G., & Abdullah, N. (2020). Medical assistance in dying: A point of care educational framework for attending physicians. *Teaching and Learning in Medicine, 32*(2), 231–237.

Government of Canada. (2020, March 26). *Proposed changes to Canada's medical assistance in dying legislation*. Department of Justice. https://www.justice.gc.ca/eng/csj-sjc/pl/ad-am/index.html

Hudson, P. L., Kristjanson, L. J., Ashby, M., Kelly, B., Schofield, P., Hudson, R., Aranda, S., O'Connor, M., & Street, A. (2006). Desire for hastened death in patients with advanced disease and the evidence base of clinical guidelines: A systematic review. *Palliative Medicine, 20*(7), 693–701.

Johansen, S., Hølen, J. C., Kaasa, S., Loge, J. H., & Materstvedt, L. J. (2005). Attitudes towards, and wishes for, euthanasia in advanced cancer patients at a palliative medicine unit. *Palliative Medicine, 19*(6), 454–460.

Kaceniene, A., Krilaviciute, A., Kazlauskiene, J., Bulotiene, G., & Smailyte, G. (2017). Increasing suicide risk among cancer patients in Lithuania from 1993 to 2012: A cancer registry-based study. *European Journal of Cancer Prevention, 26*, S197–S203.

Khan, L., Wong, R., Li, M., Zimmermann, C., Lo, C., Gagliese, L., & Rodin, G. (2010).Maintaining the will to live of patients with advanced cancer. *Cancer Journal, 16*(5), 524–531.

Li, M., Watt, S., Escaf, M., Gardam, M., Heesters, A., O'Leary, G., & Rodin, G. (2017).Medical assistance in dying—Implementing a hospital-based program in Canada. *The New England Journal of Medicine, 376*(21), 2082–2088.

Misono, S., Weiss, N. S., Fann, J. R., Redman, M., & Yueh, B. (2008). Incidence of suicide in persons with cancer. *Journal of Clinical Oncology, 26*(29), 4731–4738.

Nissim, R., Gagliese, L., & Rodin, G. (2009). The desire for hastened death in individuals with advanced cancer: A longitudinal qualitative study. *Social Science & Medicine, 69*(2), 165–171.

Oldham, R. L., Dobscha, S. K., Goy, E. R., & Ganzini, L. (2011). Attachment styles of Oregonians who request physician-assisted death. *Palliative & Supportive Care, 9*(2), 123–128.

Pardon, K., Chambaere, K., Pasman, H. R. W., Deschepper, R., Rietjens, J., & Deliens, L. (2013). Trends in end-of-life decision making in patients with and without cancer. *Journal of Clinical Oncology, 31*(11), 1450–1457.

Radbruch, L., Leget, C., Bahr, P., Müller-Busch, C., Ellershaw, J., de Conno, F., Vanden Berghe, P., & Board Members of the EAPC. (2016). Euthanasia and physician assisted suicide: A white paper from the European Association for Palliative Care. *Palliative Medicine, 30*(2), 104–116.

Rodin, G., Lo, C., Mikulincer, M., Donner, A., Gagliese, L., & Zimmermann, C. (2009). Pathways to distress: The multiple determinants of depression, hopelessness, and the desire for hastened death in metastatic cancer patients. *Social Science & Medicine, 68*(3), 562–569.

Rodin, G., Zimmermann, C., Rydall, A., Jones, J., Shepherd, F. A., Moore, M., Fruh, M., Donner, A., & Gagliese, L. (2007). The desire for hastened death in patients with metastatic cancer. *Journal of Pain and Symptom Management, 33*(6), 661–675.

Rosenfeld, B., Pessin, H., Marziliano, A., Jacobson, C., Sorger, B., Abbey, J., Olden, M., Brescia, R., & Breitbart, W. (2014). Does desire for hastened death change in terminally ill cancer patients? *Social Science & Medicine, 111*, 35–40.

Saad, A. M., Gad, M. M., Al-Husseini, M. J., AlKhayat, M. A., Rachid, A., Alfaar, A. S., & Hamoda, H. M. (2019). Suicidal death within a year of a cancer diagnosis: A population‐based study. *Cancer, 125*(6), 972–979.

Smith, K. A., Harvath, T. A., Goy, E. R., & Ganzini, L. (2015). Predictors of pursuit of physician-assisted death. *Journal of Pain and Symptom Management, 49*(3), 555–561.

Steck, N., Egger, M., Maessen, M., Reisch, T., & Zwahlen, M. (2013). Euthanasia and assisted suicide in selected European countries and US states: Systematic literature review. *Medical Care, 51*(10), 938–944.

Tataryn, D., & Chochinov, H. M. (2002). Predicting the trajectory of will to live in terminally ill patients. *Psychosomatics, 43*(5), 370–377.

Tolle, S. W., Tilden, V. R., Drach, L. L., Fromme, E. K., Perrin, N. A., & Hedberg, K.(2004). Characteristics and proportion of dying Oregonians who personally consider physician-assisted suicide. *Journal of Clinical Ethics, 15*(2), 111–118.

Wilson, K. G., Dalgleish, T. L., Chochinov, H. M., Chary, S., Gagnon, P. R., Macmillan, K., De Luca, M., O'Shea, F., Kuhl, D., & Fainsinger, R. L. (2016). Mental disorders and the desire for death in patients receiving palliative care for cancer. *BMJ Supportive & Palliative Care, 6*(2), 170–177.

Zaorsky, N. G., Zhang, Y., Tuanquin, L., Bluethmann, S. M., Park, H. S., & Chinchilli, V. M. (2019). Suicide among cancer patients. *Nature Communications, 10*(1), 207.

第 8 章

牡蛎中的珍珠：创伤后成长

我比从前更加爱你（我的妻子），我真不希望这样。

——CALM 项目疗法参与者

引言

"创伤能够促进心理成长"的观点为经历创伤的人带来了一线希望。

"创伤后成长"(post-traumatic growth, PTG; Tedeschi& Calhoun,

2004) 的现象是指个体在经历创伤性痛苦之后，体验到心理健康的改善

(Tedeschi & Calhoun，2004; Zoellner & Maercker，2006)。创伤后

成长可能在五个维度呈现：更丰富的关系，更加欣赏生活，生活的优先顺

序发生了改变，对新可能性的认知，个人力量的增加以及精神追求的变

化。创伤后成长类似于在应对创伤时发现新的收获 (Affleck & Tennen，

1996)，涉及个体内部发生的更广泛的认知和情感变化。这些改变包含了

因创伤而打破和重建对生活的预期，而不是简单地在逆境中寻找积极性

(Shand et al., 2015)。创伤后成长在何种程度上以及在何种情况下会出

现仍然存在争议。然而，创伤后成长的概念对于理解人类心理弹性的发展以及实施干预（例如支持面临进展期癌症创伤个体的 CALM 治疗）具有重要意义。

创伤后成长

创伤后成长被定义为遭遇创伤并成功应对而产生新的收获（Tedeschi & Calhoun，1996）。在进展期疾病中，当个体学会管理疾病的心理和身体负担、失去自主性或面临即将死亡的威胁时，可能会发生创伤后成长。在这种情况下，个体很难面对和管理恐惧、焦虑和生存困境，而如何有效地应对则是成长的机会（Maxfield et al.，2013）。事实上，越来越多的研究支持这样的观点，即成功应对危及生命的疾病可能为创伤后成长创造机会（Barskova & Oesterreich，2009；Maxfield et al., 2013）。

创伤后成长的模型

创伤性事件后可能发生积极的变化，这已成为共识（Coyne & Tennen，2010），实现这一结果是 CALM 疗法的目标。然而，创伤后成长究竟是客观真实和可观察的结果，还是虚幻但令人欣慰的信念，一直存在争议（Sumalla et al.，2009）。下面将介绍在患有进展期癌症的背景下每一种观点的证据。

虚幻的成长

将创伤后的心理成长概念化为幻想的两种理论，分别是认知适应理论（Taylor，1983）和成长时间比较理论（Klauer et al.，1998）。这两个理论都建立在人类倾向于通过依赖积极的幻想来应对威胁的前提下，而成长取决于在创伤事件后保持这些积极的幻想。认知适应理论进一步假设，通过给不利事件赋予积极意义，并与那些表现不佳的人进行负向比较，可以实现对创伤的管理或控制（Taylor，1983）。时间比较理论提出，把过去的事件重新定义为比实际情况更消极，可以让人保持心理平衡以应对当前的创伤及支持现在情况有所改善的想法（Klauer et al., 1998）。这两种理论都表明，即使个人信仰或世界观没有发生真正的变化，个人也依赖于积极的成长幻想来应对创伤事件及其后果。他们提出，创伤后成长代表了一种有助于降低痛苦的防御性否认形式，而并非指其过程虚幻（Klauer et al., 1998）。

拖尔曼及其同行进行的一项"创伤后成长是一种防御策略，而不是进展期癌症患者的实际成长过程"研究，为这一观点提供了一些实证支持。这些研究者发现，与家庭照护者的估计相比，癌症患者往往会高估他们所达成的成长水平（Tallman et al., 2014）。患者高估自己成长的倾向可能反映了创伤后成长的虚幻本质，表明所谓的成长可能是"自我保护的有偏见的手段"（Tallman et al., 2014，p.353）。即使没有得到外部或客观标准的证实，这种以更积极的方式看待自己和生活的倾向是否代表了成长，还有待商榷。

真实的成长

与"创伤后成长是一种自我保护错觉"的观点相反，另一种观点认为，创伤后成长反映了个体在困难环境中挣扎的真实有益结果。生命危机模型（model of life crises, Schaefer & Moos，1998）、有机体评价理论（organismic valuing theory, Joseph & Linley，2005）和世界假设模型（model of world assumptions, Janoff-Bulman，2006）均采用了这一观点。与将成长视为幻想的理论相反，这些模型将成长理解为创伤经历者在社会背景和个人资源下塑造的真实结果。

　　生命危机模型假设，创伤后死亡率显著升高促使个体重新审视他们的价值观和需求。这种重新审视可能会带来个体积极的变化，例如寻求更密切的关系或更多地利用社会或个人资源（Schaefer & Moos，1998）。同样，有机体评价理论假设"人们不断评估当前的经验和行为是否满足他们的需求"（Joseph & Linley，2005）。在当前环境与个体对自主性、能力和关系的基本心理需求不一致时，这种不断进行的评估可能会改变个体对世界的认知图式。因此，在经历创伤后，个体可能会改变他们的优先事项，以感受他们的关系或环境的积极方面，并且不会受到更多轻微挫折或失望的困扰。

　　世界假设模型假设负性生活事件打破了个体的基本预期，个体需要创建一个"新的、没有威胁的预期世界"（Janoff-Bulman，1992，p.117）。在这个模型中，个体能否成功地应对负性事件取决于他们对世界的认知图式的改变，并与个体对生活的重新认识和改变生活优先事项有关。该模型结合了有助于或阻碍成长的个人因素，例如乐观主义（Schaefer & Moos，1998）。

　　两项针对癌症患者及其照护者的研究支持创伤后成长是真实现象的观点。一项是对乳腺癌患者及其丈夫的研究（Weiss，2002），另一项是对肝胆癌患者及其照护者的研究（Moore et al.，2011）。在这两项研究中，研究人员对患者及其亲属的成长进行测量，并要求亲属报告他们认为患者和他们自己的成长情况。两项研究都发现，患者及其亲属报告的成长水平相似，患者报告的成长与照护者对患者成长的评级之间存在中到高度的一致性。此外，拉夫及其同事（Ruf et al.，2009）对头颈部癌症患者及其配偶的成长经历质性研究发现，患者和配偶报告的患者个人成长水平相似。这些发现与拖尔曼及其同事（Tallman et al.，2014）的发现形成对比，并支持以下观点，即成长是创伤事件后的真实结果，而不是一种虚幻的应对机制。

真实而又虚幻的成长

最后一组模型并没有将成长完全归入真实或虚幻的类别，而是暗示它可以两者兼具。双面模型（Janus-face model, Maercker & Zoellner，2004）、情感认知过程模型（affective-cognitive process model, Joseph et al., 2012）和功能描述性成长模型（functional-descriptive model of growth, Tedeschi & Calhoun，1996，2004）将成长视为多方面的现象，认为这种现象有时既是真实的结果，也是虚幻的应对过程。

双面模型最为明确地将成长定义为既非虚幻也非真实。在这个模型中，成长的特点有两个方面，就像古罗马神话中的贾纳斯（Janus）的两张脸：有自我欺骗的一面，类似于认知情感模型（Taylor，1983）中所概述的，也有更具有现实适应性和超越自我的一面，如谢弗和穆斯（Schaefer & Moos, 1998）所提出的。同样，情感认知过程模型认为成长既是虚幻又是真实心理健康的表现。双面模型认为成长自欺欺人的方面是一种短期应对机制，实际的成长发生在更长的时间内（Maercker & Zoellner，2004）。情感认知模型提出了创伤后压力与创伤后成长之间的曲线关系。两种模型都认为成长既可以是虚幻的，也可以是真实的，但在真实和虚幻的偏向上存在分歧。

最终，在世界假设模型（Janoff-Bulman，1992）的发展过程中，成长的功能性描述模型（Tedeschi & Calhoun，1996，2004）提出，先前持有的信念与创伤后发生的信念之间的不一致，会促使个体进行积极的反思并尝试重构自我和世界的图式，以实现信念的一致性。这与进展期疾病的发生高度相关，在这种情况下，个体赖以生存的假设可能会被破坏。正如特德斯奇和卡尔霍恩（Tedeschi & Calhoun, 2004）所建议的那样，创伤后个体的自我意识、生活哲学和人际关系可能会发生巨大的变化。在这种情况下，CALM 疗法可以成为变革和成长的强大推动力。

创伤后成长和癌症

特德斯奇和卡尔霍恩的成长五元素功能描述模型是目前癌症研究中应用最广泛的模型之一。然而，苏马利亚及其同事（Sumalla et al., 2009）指出，创伤后成长不能与癌症相互作用的方式不同于更具体的危及生命的事件。进展期癌症的经历通常很复杂，患者会在很长一段时间内经历多种压力事件。此外，癌症是一种在个体体内产生的疾病，因此更加难以忽视或忘记疾病的迹象。维持"双重觉知"的能力需要将创伤事件的痛苦想法与其他观点平衡，这对于癌症患者来说是困难的，因此可能限制创伤后成长的潜力。

创伤后成长的测量

创伤后成长量表（PTGI; Tedeschi & Calhoun，1996）和压力相关成长量表（Park et al., 1996）是广泛用于测量创伤后成长的两个精神信仰标准化量表，大多数关于癌症的定量研究依赖于前者。根据特德斯奇和卡尔霍恩的成长模型，PTGI 分为五个分量表：人际关系、新的可能性、个人力量、精神的改变和对生活的欣赏。然而，人们对这些分量表的有效性、"创伤"和"成长"的定义缺乏共识，对两种工具的回顾性和自我报告特点提出了担忧（Bitsch et al., 2011）。此外，PTGI 条目倾向于将成长作为结果而不是过程（例如，"我为我的生活建立了一条新道路"而不是"我正在为我的生活建立一条新道路"）。

临床过程

CALM 疗法的研发不仅是为了缓解进展期疾病患者的痛苦，也是为了帮助他们在被推入新环境时，重新安排生活和人际关系。后者与面对和适应挑战或创伤环境的概念是一致的，这是创伤后成长理论的核心（Calhoun & Tedeschi，2006）。直面与生命终结相关的恐惧这一新能力的获取也可能被视为创伤后成长的一种表现，尽管这一点很少被考虑到。能够在创伤后改变世界观，可能更有助于提高个体对随后的痛苦事件的复原力或抵抗力（Janoff-Bulman，2006）。

创伤不仅会导致亲情破裂，也可能带来新的亲密感和亲近感。正如一位 CALM 项目参与者所说："我昏昏沉沉，睁开眼睛，看到妻子和孩子从门口走来。有一种强烈的爱的感觉。仿佛从心中溢出来。我认为这是一种只有非常幸运的人才能体验到的感觉。"这位患者还表示，他以一种全新的、有意义的方式看待整个人类和他们的医疗护理人员。他说："你忽视了周围那些美好的人，那些有情感、有同情心、为帮助他人而做事情的人。"随后他说："我不仅对自己的个人关系，还对全人类产生了更深的情感，更加意识到我们对彼此的责任。"另一位 CALM 研究的参与者说："我必须为死亡做好准备，她（治疗师）正在设法（帮助我），感觉我作为一个人仍能够成长，这让我觉得，我将能够以平静的方式应对死亡。"

进展期癌症给患者生活带来的变化，反映在患者与 CALM 治疗师的会谈中。两者都面临疾病的不确定性和必然性，并对治疗如何展开抱有疑问。起初，谈话似乎是一种武器或工具，并不足以解决进展期癌症造成的破坏。然而，研究表明，反思和成长之间存在联系。参与 CALM 治疗研究的癌症幸存者有意识地反刍或反思与成长呈正相关，而闯入性地反刍或反思则与痛苦相关（Morris & Shakespeare-Finch，

2011）。同样，对于刚被诊断患有乳腺癌的女性来说，有现实作用的反刍或反思与创伤后成长的报告呈正相关（Soo & Sherman，2015）。更加负面导向的反刍（例如，苦思冥想或无意识的、闯入性的反刍）也与创伤后成长的某些组成部分相关，可能代表了个体在认知层面尝试处理和应对创伤（Soo & Sherman，2015）。认知和成长之间的联系有待进一步研究，但迄今为止的证据表明，认知在促进成长方面具有潜在的治疗价值。通过为患者提供反思空间和机会考虑自己的疾病以及疾病对生活的影响，并开始适应不确定的未来的方式，CALM 疗法开启了成长的可能性。在疾病的"当前时刻"（Stern et al., 1998），患者和治疗师所依赖的所有假设和信念都被打乱了。在这种不确定和开放的环境中，可能会出现一种创造性的治疗过程，这种过程可能有助于促进患者的心理成长和康复。

总结

因为应对危及生命的疾病而获得积极成长的经历，对于进展期癌症患者来说，是一个有吸引力的概念。创伤后成长是真实的、可观察到的现象，还是虚幻的应对过程，这仍然是一个被争论的主题。然而，有证据表明，在进展期癌症的背景下，当患者能够处理或接受疾病的挑战及其引起的痛苦情绪时，创伤后成长就有可能发生。通过为患者提供一个开放的反思空间，并让其面对新的现实，CALM 疗法开启了在生命尽头成长的可能性。

参考文献

Affleck, G., & Tennen, H. (1996). Construing benefits from adversity:

Adaptational significance and dispositional underpinnings. *Journal of Personality*, 64(4), 899–922.

Barskova, T., & Oesterreich, R. (2009). Post-traumatic growth in people living with a serious medical condition and its relations to physical and mental health: A systematic review. *Disability and Rehabilitation*, 31(21), 1709–1733.

Bitsch, L. J., Elklit, A., & Christiansen, D. M. (2011). *Basic problems with the measurement of posttraumatic growth*. (Unpublished working paper). University of Southern Denmark.

Calhoun, L. G., & Tedeschi, R. G. (2006). The foundations of posttraumatic growth: An expanded framework. In L. G. Calhoun & R. G. Tedeschi (Eds.), *Handbook of posttraumatic growth: Research and practice*, (p. 3–23). New York, NY: Routledge.

Coyne, J. C., & Tennen, H. (2010). Positive psychology in cancer care: Bad science, exaggerated claims, and unproven medicine. *Annals of Behavioral Medicine*, 39(1), 16–26.

Janoff-Bulman, R. (1992). Shattered assumptions: *Towards a new psychology of trauma*. Free Press.

Janoff-Bulman, R. (2006). Schema-change perspectives on posttraumatic growth. In L. G. Calhoun & R. G. Tedeschi (Eds.), *Handbook of posttraumatic growth: Research and practice* (pp. 81–99). Routledge.

Joseph, S., & Linley, P. A. (2005). Positive adjustment to threatening events: An organismic valuing theory of growth through adversity. *Review of General Psychology*, 9(3), 262–280.

Joseph, S., Murphy, D., & Regel, S. (2012). An affective-cognitive processing model of post-traumatic growth. *Clinical Psychology & Psychotherapy*, 19(4), 316–325.

Klauer, T., Ferring, D., & Filipp, S. H. (1998)."Still stable after all this...?": Temporal comparison in coping with severe and chronic disease. *International Journal of Behavioral Development*, 22(2), 339–355.

Maercker, A., & Zoellner, T. (2004). The Janus Face of self-perceived growth: Toward a two-component model of posttraumatic growth.

Psychological Inquiry, 15(1), 41–48.

Maxfield, M., Pyszczynski, T., & Solomon, S. (2013). Finding meaning in death: Terror management among the terminally ill. In N. Straker (Ed.), *Facing cancer and the fear of death: A psychoanalytic perspective on treatment* (pp. 41–60). Jason Aronson.

Moore, A. M., Gamblin, T. C., Geller, D. A., Youssef, M. N., Hoffman, K. E., Gemmell, L., Likumahuwa, S. M., Bovbjerg, D. H., Marsland, A., & Steel, J. L. (2011). A prospective study of posttraumatic growth as assessed by self-report and family caregiver in the context of advanced cancer. *Psycho-Oncology*, 20(5), 479–487.

Morris, B. A., & Shakespeare-Finch, J. (2011). Rumination, post-traumatic growth, and distress: Structural equation modelling with cancer survivors. *PsychoOncology*, 20(11), 1176–1183.

Park, C. L., Cohen, L. H., & Murch, R. L. (1996). Assessment and prediction of stressrelated growth. *Journal of Personality*, 64(1), 71–105.

Rodin, G., & Zimmermann, C. (2008). Psychoanalytic reflections on mortality: A reconsideration. *Journal of the American Academy of Psychoanalysis and Dynamic Psychiatry*, 36(1), 181–196.

Ruf, M., Büchi, S., Moergeli, H., Zwahlen, R. A., & Jenewein, J. (2009). Positive personal changes in the aftermath of head and neck cancer diagnosis: A qualitative study in patients and their spouses. *Head & Neck*, 31(4), 513–520.

Schaefer, J. A., & Moos, R. H. (1998). The context for posttraumatic growth: Life crises, individual and social resources, and coping. In R. G. Tedeschi, C. L. Park, & L. G. Calhoun (Eds.), *Posttraumatic growth: Positive changes in the aftermath of crisis* (pp. 99–125). Lawrence Erlbaum.

Shand, L. K., Cowlishaw, S., Brooker, J. E., Burney, S., & Ricciardelli, L. A. (2015). Correlates of post-traumatic stress symptoms and growth in cancer patients: A systematic review and meta-analysis. *Psycho-Oncology*, 24(6), 624–634.

Soo, H., & Sherman, K. A. (2015). Rumination, psychological distress and posttraumatic growth in women diagnosed with breast cancer. *Psycho-Oncology*, 24(1), 70–79.

Stern, D. N., Sander, L. W., Nahum, J. P., Harrison, A. M., Lyons-Ruth, K., Morgan, A. C., Bruschweiler-Stern, N., & Tronick, E. Z. (1998). Non-interpretive mechanisms in psychoanalytic therapy: The 'something more' than interpretation. *International Journal of Psycho-Analysis*, 79, (Pt 5) 903–921.

Sumalla, E. C., Ochoa, C., & Blanco, I. (2009). Posttraumatic growth in cancer: Reality or illusion? *Clinical Psychology Review*, 29(1), 24–33.

Tallman, B. A., Lohnberg, J., Yamada, T. H., Halfdanarson, T. R., & Altmaier, E.

M. (2014). Anticipating posttraumatic growth from cancer: Patients' and collaterals' experiences. *Journal of Psychosocial Oncology*, 32(3), 342–358.

Taylor, S. E. (1983). Adjustment to threatening events: A theory of cognitive adaptation. *American Psychologist*, 38(11), 1161–1173.

Tedeschi, R., G. & Calhoun, L. G. (1996). The Posttraumatic Growth Inventory: Measuring the positive legacy of trauma. *Journal of Traumatic Stress*, 9(3), 455–471.

Tedeschi, R., G. & Calhoun, L. G. (2004). Posttraumatic growth: Conceptual foundations and empirical evidence. *Psychological Inquiry*, 15(1), 1–18.

Weiss, T. (2002). Posttraumatic growth in women with breast cancer and their husbands: An intersubjective validation study. *Journal of Psychosocial Oncology*, 20(2), 65–80.

Zoellner, T., & Maercker, A. (2006). Posttraumatic growth in clinical psychology—A critical review and introduction of a two component model. *Clinical Psychology Review*, 26(5), 626–653.

第 9 章

CALM 疗法的研发背景

能够来这里和别人交谈，让我感觉最好的是，我可以分享我的恐惧，不用担心这些可怕的、糟糕的信息给别人造成负担。

——CALM 项目参与者

引言

为什么选择 CALM 疗法？生存意志研究的结果表明，抑郁和意志消沉在进展期疾病患者中很常见，并且在没有任何干预的情况下，在生命即将结束时变得更糟，这使我们确信必须采取措施来预防这种结果（见第 3 章）。我们要寻找一种同时适用于个体和夫妻的循证干预措施，重点是帮助进展期疾病患者尽可能有意义地生活，同时减轻他们的痛苦。尽管进展期疾病患者的心理治疗方面已经有许多开创性的工作，但大部分都是团体治疗（例如，Spiegel et al., 1981, 1999；Breitbart et al., 2015；Kissane et al., 2007），少有为患有进展期疾病的个体和夫妻设计的重要的、合适的干预措施，我们希望有这样一种干预，它能够被整合到癌症照护和缓和医疗中。基于其他人在团体治疗中的工作，以及我们的临床经验、理论背景和研究，我们开始着手发展 CALM 疗法。在过去 20 年里，我们致力于确保研究的参与者能够确实获益，以期未来有更多患者能获得更好的照护。我们的工作拓宽了早期缓和医疗研究的维度，无论是在我们的中心还是其他地方，这并非巧合。

早期和晚期缓和医疗

现代缓和医疗已有 50 多年的历史，但自古以来，缓和医疗始终以某种形式存在。早在英国伦敦圣克里斯托弗安宁疗养院设立之时，缓和医疗就已产生。该机构由在整体安宁疗护管理指导方面的先驱西塞莉·桑德斯（Cicely Saunders）夫人创立。在关注临终个体及其家人的需求方面，伊丽莎白·库布勒－罗斯也进行了同样重要的工作。她是一位瑞士精神科医生，移居美国后，开始与临终患者一起工作。她是最早证明临终患者可以通过思考和谈论死亡话题得到帮助的人之一，打破了当时医学界和广大社会对公开讨论临终话题的禁忌。1969年，她出版了开创性著作《论死亡与临终》（见第 3 章），在结束围绕着临终者的沉默密约方面具有革命性意义。然而，加拿大外科医生鲍尔弗·芒特（Balfour Mount）在英国与库布勒－罗斯一起学习期间创造了"缓和医疗"一词，以避免与"安宁疗护"一词相关的污名化。直到几十年后，缓和医疗才被定义为从诊断出危及生命的疾病时起，对患者及其家属心理、社会和精神追求的照护（世界卫生组织，1990）。此后，大量研究证明早期缓和医疗对进展期癌症患者的生活质量和健康有益（Temel et al., 2010; Zimmermann et al., 2014）。

近几十年来，缓和医疗的研究和临床服务取得了显著进展，但缓和医疗更加关注疼痛和身体症状的管理，而不是心理困扰的管理。鉴于心理困扰通常是疾病早期最突出的症状（见第 2 章），进展期疾病患者心理照护系统方法的相对缺乏是显而易见的。这种将身体置于思想之上的做法反映了现代医学的一个总体趋势，即认为涉及移情的干预措施——所有医学干预措施中最廉价的——不如涉及生物学和技术的干预措施（Napier et al., 2014；Rodin, An et al., 2020）。CALM 疗法的引入是为了填补早期缓和医疗在心理层面上的空白。CALM 疗法旨在为进展期疾病患者的心理照护内容和过程提供一个框架。本章重点介绍 CALM 疗法与早期干预措施的关系，以及它与癌症照护和缓和医疗的整合。

对危及生命或进展期癌症发作时的痛苦进行干预

目前，高收入国家的许多进展期癌症患者在病程早期就被转诊接受缓和医疗（Watson et al., 2018），但大多数患者没有接受专门或量身定制的心理照护（Li et al., 2017）。尽管个体在疾病的早期经历了强烈的恐惧和焦虑情绪，并且他们在理解疾病及其对他们造成的影响方面可能面临困难，但专门的心理照护仍然缺乏（见第 2 章）。可能需要在癌症治疗环境中嵌入专门的社会心理照护，使其更加及时和常规化，避免病耻感的影响。

最近，对晚期或危及生命的癌症的诊断、复发或进展的直接心理影响研究表明，在这些阶段，创伤应激症状是很常见的，其程度可能符合急性应激障碍或创伤后应激障碍的标准（见第 2 章）。我们的研究表明，三分之一被诊断为急性白血病的患者会出现符合急性应激障碍诊断或者亚临床诊断标准的创伤应激症状（Rodin et al., 2013；见第 2 章）。在诊断后的三个月内，超过一半的人症状持续或复发（Rodin et al., 2018），并且与大量的躯体症状负担有关（Zimmermann et al.,

2013）。为了治疗和预防这些身心困扰，我们研发了一种被称为"情绪和症状焦点治疗"（emotion and symptom-focused engagement, EASE, Rodin et al., 2020）的干预措施。EASE 与 CALM 有一些共同点，包括使用特定技术来管理疾病早期普遍存在的焦虑和创伤后应激症状。EASE 结合了缓和医疗对于症状控制干预的内容。最近的 II 期随机对照试验证明了 EASE 的可行性，并发现在创伤性应激症状以及疼痛强度和疼痛管理方面有显著改善（Rodin、Malfitano et al., 2020）。我们现在正在进行一项多中心随机临床试验，以验证这种干预措施的有效性。

为新获诊断的进展期癌症患者设计的另外两项随机对照试验报告了令人振奋的结果。与常规护理相比，为期一至四期的支持性、表达性且专注于意义构建的干预措施，已被证明能够有效改善晚期卵巢癌患者的目标感和生存幸福感（Henry et al., 2010）。另一项研究发现，与常规治疗相比，为期六次的多学科干预（包括调节和放松练习、教育、应对癌症的认知行为策略以及公开讨论和支持），对接受放疗的进展期癌症患者的生活质量有积极影响（Clark et al., 2013）。

对转移性和进展期癌症患者的干预

许多针对转移性癌症的心理治疗干预都包括支持—表达性疗法的要素。这些干预措施的特点都强调建立关系，随着时间的推移进行对话、情感支持、情感调节，以及完成寻找意义和面对相关问题的共同任务（Rodin et al., 2020）。大卫·斯皮格和他在斯坦福大学的团队发现，支持—表达性团体治疗让患有转移性乳腺癌的女性感到被支持，帮助其表达与疾病相关的情绪，并能面对生存问题（Classen et al., 2001）。研究小组随机对照试验干预方案是由精神科医生、社会工作者、心理学家或护士带领的为期八至十二个月的开放式会谈，会谈每周进行，研究结果表明这一干预方案能够改善情绪（Classen et al., 2001；Goodwin et al., 2001），增强情绪控制和应对能力（Giese-Davis et al., 2002），并减轻转移性乳腺癌女性的创伤性应激症状（Classen et al., 2001; Kissane et al., 2007）。然而，治疗会谈的频率和持续时间以及路程距离对常规整合性干预提出了挑战，为此，研究者研发了一种通过电话会议提供治疗的方式，并初步证明它是可行的和可接受的（O'Brien et al., 2008）。

我们同样发现，拥有严重疾病负担的患者须在许多医疗机构预约、检查和干预中艰难平衡自己的日程，通常无法在固定的时间内参加团体治疗。此外，当他们努力管理自己的痛苦时，许多人无法再应对其他人的痛苦。他们通常想要一个私密场所来讨论自己的个人和家庭问题。在这种情况下，团体治疗通常不可行或不理想，因为它可能适用于不那么严重的疾病。

以意义为中心的一系列治疗方式将增强意义感作为主要治疗目标（Vos & Vitali, 2018），经常被用于治疗进展期癌症患者，并有越来越多的证据支持这一治疗取向的价值。其中最著名的是由布赖特巴特及其同事（Breitbart et al., 2015）研发的意义中心心理治疗（meaning-centered psychotherapy，MCP）。MCP 是一种简短的、结构式干预方式，专门为进展期癌症患者设计。MCP 来源于维克托·弗兰克尔（Viktor Frankl）的意义疗法（Frankl, 1988）的治疗框架，旨在帮助进展期癌症患者维持或增强意义感、平和感和目标感（Breitbart et al., 2010）。MCP 最初被设计为八次的小组干预，包括关于意义感、平和感和目标感三个概念的心理教育，通过体验练习和小组讨论进一步强化。在一项大型 RCT 研究中，研究者发现 MCP 与结构式支持性团体心理治疗干预相比，能够更显著地改善患者的心理健康、生活质量和抑郁情绪（Breitbart et al., 2015）。然而，由于转移性癌症患者因为各种原因很难参加固定时间的小组会谈，因此研究者研发并测试了个性化版本的 MCP（individualized version of MCP，IMCP）。一项评估其有效性的随机对照试验（random RCT）研究显示，与常规照护相比，IMCP 对生活质量、意义感和心理健康有更显著的效果（Breitbart et al., 2018）。MCP 对意义和目的的关注与 CALM 的一个维度及治疗整体目标是一致的。

认知行为疗法（cognitive behavioral therapy, CBT）也已被用于进展期癌症患者，旨在塑造意义和行为，通过识别、分析和调整功能失调或歪曲的思维或行为来减少情绪困扰（Beck et al., 1985）。一种改良的 CBT 已被推荐用于进展期癌症患者，这种疗法聚焦于临床相关问题和可能合理但具有侵入性的想法，例如与疼痛、残疾和死亡相关的想法（Greer et al., 2010；Moorey & Greer，2002）。一些试验研究表明，CBT 有助于减轻进展期疾病患者的焦虑（Greer et al., 2012；Moorey et al., 2009），但 CBT 对进展期癌症患者抑郁的影响尚未取得一致的研究结果。两项评估转移性乳腺癌患者短期 CBT 干预疗效的 RCT 研究表明，干预后立即测量（Edelman et al., 1999）和六个月后随访时（Savard et al., 2006）评估均提示患者抑郁程度显著下降。然而，另一项评估 CBT 疗效的研究未显示出抑郁症状的缓解，这项研究是由训练有素的家庭缓和医疗护士对进展期癌症患者进行的干预治疗（Moorey et al., 2009）。最近，一项大型 RCT 研究从初级保健机构、肿瘤科、安宁疗护机构招募进展期癌症门诊患者，研究评估了结构式 CBT 对这些患者的抑郁和其他次要指标的疗效，但未能证实干预的有效性（Serfaty et al., 2019）。

其他用于进展期癌症患者的干预措施包括用于治疗抑郁症的协作照护模式方式（例如 Sharpe et al., 2014）、基于正念的干预（例如 Chambers et al., 2017；Foley et al., 2010; Schellekens et al., 2017; Zimmermann et al., 2018），以及基于伴侣的干预方式（例如 Kuijer et al., 2004; McLean et al., 2013; Northouse et al., 2013）。研究发现，在治疗肺癌患者的抑郁症方面，基于团队的协作照护（护士、精神科医生和初级保健医生协作）比常规照护更有效（Walker et al., 2014）。其他显示有效的干预措施包括基于家庭的哀伤治疗（例如 Kissane et al., 2006, 2016）和针对患有进展期疾病老年患者的结构式心理治疗（例如 Mantovani et al., 1996a，1996b）。

临终前的干预

为进展期癌症临终患者研发的干预措施有很多，包括尊严疗法（Chochinov et al., 2005）、短期生命回顾（Ando et al., 2008）和叙事疗法（Lloyd-Williams et al., 2018；Wise et al., 2018）。这些干预措施包括简短的个性化访谈，旨在通过生命回顾产生意义感和目的感。参与者会被问到的问题诸如"你生命中最重要的事情是什么，为什么？"（Ando et al., 2010），"你最重要的成就是什么？"（Chochinov et al., 2005），以及"你希望你的家人、朋友或亲人记住你什么？"（Wise et al., 2018）。由患者进行回顾，然后将访谈录制并编辑成一份传承性的文件（尊严疗法）、拼贴专辑（短期生命回顾）或生命故事（Wise et al., 2018），最终文件将留给患者，他们可以按照他们的意愿传递给家人或亲近的人。其中，尊严疗法的研究最多。

由乔奇诺夫及其同事（Chochinov et al., 2005）进行的尊严疗法可行性预初研究报告显示，加拿大和澳大利亚被试患者的痛苦和抑郁症状有显著改善。尽管随后在加拿大、澳大利亚和美国进行的多点 RCT 研究并未证实尊严疗法能显著减轻痛苦（Chochinov et al., 2011），但患者的可接受性和满意度很高（Fitchett et al., 2015）。来自英国、葡萄牙和丹麦的多项尊严疗法疗效研究在减轻痛苦的效果方面也未获得一致研究结果（Hall et al., 2011，2012；Houmann et al., 2014；Julião et al., 2014）。然而，尊严疗法已被证明可以为许多患者创造和／或增强传承感和意义感（Chochinov et al., 2011）。

提供最优心理照护的障碍

CALM 治疗的一些挑战是所有进展期疾病心理干预面临的共同挑战。在肿瘤学和缓和医疗环境中，需要训练有素的医疗保健核心小组来提供专门的干预措施，培训其他卫生专业人员提供服务，并确保持续治疗的完整性。目前，这些资源在癌症治疗中心分布的广度和深度有很大差异，需要加大宣传，以提高临床医生和政策制定者的认识，阐明肿瘤学和缓和医疗专业社会心理干预的潜在益处，以及为其提供资源分配的必要性。

评估心理干预的结果对于确定其有效性和监测其质量都极为重要。为其他人群研发的心理结果评估对于进展期疾病患者可能无效或不可靠（Kelly et al., 2006）。针对进展期疾病患者的心理测量工具的修订、研发和验证提高了缓和医疗心理干预研究的质量。这些较新的工具包括意志消沉量表 II（Robinson et al., 2016）、加速死亡态度量表（Rosenfeld et al., 1999）、死亡和临终痛苦量表（Krause et al., 2015）、死亡和临终质量问卷（Mah et al., 2019；Patrick et al., 2001）以及亲密关系体验量表（Lo et al., 2009）。我们专门研发了临床评估问卷（Lo et al., 2015；de Vries et al., 2020）来评估在进行 CALM 治疗三个月和六个月后，患者感知到的益处（见第 10 章），以评估 CALM 治疗的过程并指导治疗干预。相关心理测量工具的实用性增加了缓和医疗心理干预效果、治疗师督导、治疗完整性以及临床照护质量评估的严格性。

痛苦筛查已被推荐为癌症照护的标准，并已在多个癌症中心成功实施，以识别痛苦程度升高的患者，根据需要对其进行评估和转诊，以进行专业的社会心理照护（Li et al., 2016；Zebrack et al., 2015）。可以通过智能编程，以电子化方式便捷有效地完成筛查（Bagha et al., 2013）。对进展期癌症患者及其主要照护者进行痛苦筛查可能有助于识别那些最迫切、需要专业社会心理照护的人，尽管筛查的价值取决于患者是否能够及时转诊和获得照护。虽然许多癌症环境都有痛苦筛查方案，但患者对它们的依从性和反应均不一致（Zebrack et al., 2017），并且在许多环境中，社会心理照护资源的分配仍有不足。

总结

CALM 疗法建立在进展期疾病患者心理治疗工作的基础之上。初次诊断时的干预，重点关注焦虑和创伤后应激症状；在疾病过程中实施的干预，通常关注生活的意义；临终前的干预，特别关注传承感。在过去十年中，研究这些干预措施在缓和医疗中的影响的科学严谨性得到了显著提高，主要因为有经过验证的相关工具可用于干预结果的评估。需要进一步研究以明确最有可能对特定干预措施作出反应的临床亚组；确定调查结果的普遍性以及在不同区域、文化和宗教环境中干预的相关性、可接受性和可行性。目前，人们通过实施科学的方法论（Proctor et al., 2009）来探寻社会心理干预与全球肿瘤学和缓和医疗的最佳整合之道。

参考文献

Ando, M., Morita, T., Akechi, T., Okamoto, T., & Japanese Task Force for Spiritual Care. (2010). Efficacy of short-term life-review interviews on the spiritual well-being of terminally ill cancer patients. *Journal of Pain and Symptom Management*, 39(6), 993–1002.

Ando, M., Morita, T., Okamoto, T., & Ninosaka, Y. (2008). One-week short-term life review interview can improve spiritual well-being of terminally ill cancer patients. *Psycho-Oncology*, 17(9), 885–890.

Bagha, S. M., Macedo, A., Jacks, L. M., Lo, C., Zimmermann, C., Rodin, G., & Li, M. (2013). The utility of the Edmonton Symptom Assessment System in screening for anxiety and depression. *European Journal of Cancer Care*, 22(1), 60–69.

Beck, A., Emery, G., & Greenberg, R. L. (1985). *Anxiety disorders and phobias. A cognitive perspective*. Basic Books.

Breitbart, W., Pessin, H., Rosenfeld, B., Applebaum, A. J., Lichtenthal, W. G., Li, Y., Saracino, R. M., Marziliano, A. M., Masterson, M., Tobias, K., & Fenn, N. (2018). Individual meaning-centered psychotherapy for the treatment of psychological and existential distress: A randomized controlled trial in patients with advanced cancer. *Cancer*, 124(15), 3231–3239.

Breitbart, W., Rosenfeld, B., Gibson, C., Pessin, H., Poppito, S., Nelson, C., Tomarken, A., Timm, A.K., Berg, A., Jacobson, C., Sorger, B., Abbey, J., & Olden, M. (2010). Meaning-centered group psychotherapy for patients with advanced cancer: A pilot randomized controlled trial. *Psycho-Oncology*, 19(1), 21–28.

Breitbart, W., Rosenfeld, B., Pessin, H., Applebaum, A., Kulikowski, J., & Lichtenthal, W. G. (2015). Meaning-centered group psychotherapy: An effective intervention for improving psychological well-being in patients with advanced cancer. *Journal of Clinical Oncology*, 33(7), 749–754.

Chambers, S. K., Occhipinti, S., Foley, E., Clutton, S., Legg, M., Berry,

M., Stockler, M. R., Frydenberg, M., Gardiner, R. A., Lepore, S. J., Davis, I. D., & Smith, D.P. (2017). Mindfulness-based cognitive therapy in advanced prostate cancer: A randomized controlled trial. *Journal of Clinical Oncology*, 35(3), 291–297.

Chochinov, H. M., Hack, T., Hassard, T., Kristjanson, L. J., McClement, S., & Harlos, M. (2005). Dignity therapy: A novel psychotherapeutic intervention for patients near the end of life. *Journal of Clinical Oncology*, 23(24), 5520–5525.

Chochinov, H. M., Kristjanson, L. J., Breitbart, W., McClement, S., Hack, T. F., Hassard, T., & Harlos, M. (2011). Effect of dignity therapy on distress and endof-life experience in terminally ill patients: A randomised controlled trial. *The Lancet Oncology*, 12(8), 753–762.

Clark, M. M., Rummans, T. A., Atherton, P. J., Cheville, A. L., Johnson, M. E., Frost, M. H., Miller, J. J., Sloan, J. A., Graszer, K. M., Haas, J. G., Hanson, J. M., Garces, Y. I., Piderman, K. M., Lapid, M. I., Netzel, P. J., Richardson, J. W., & Brown, P. D. (2013). Randomized controlled trial of maintaining quality of life during radiotherapy for advanced cancer. *Cancer*, 119(4), 880–887.

Classen, C., Butler, L. D., Koopman, C., Miller, E., DiMiceli, S., Giese-Davis, J., Fobair, P., Carlson, R.W., Kraemer, H.C., & Spiegel, D. (2001). Supportive-expressive group therapy and distress in patients with metastatic breast cancer: A randomized clinical intervention trial. *Archives of General Psychiatry*, 58(5), 494–501.

de Vries, F. E., Mah, K., Shapiro, G., Rydall, A., Hales, S., & Rodin, G. (2020). Assessing the process of a brief psychotherapy for patients with advanced cancer. (Submitted for publication).

Edelman, S., Bell, D. R., & Kidman, A. D. (1999). A group cognitive behaviour therapy programme with metastatic breast cancer patients. *Psycho-Oncology*, 8(4), 295–305.

Fitchett, G., Emanuel, L., Handzo, G., Boyken, L., & Wilkie, D. J. (2015). Care of the human spirit and the role of dignity therapy: A systematic review of dignity therapy research. *BMC Palliative Care*, 14, 8.

Foley, E., Baillie, A., Huxter, M., Price, M., & Sinclair, E. (2010). Mindfulness-based cognitive therapy for individuals whose lives have been affected by cancer: A randomized controlled trial. *Journal of Consulting and Clinical Psychology*, 78(1), 72–79.

Frankl, V. E. (1988). *The will to meaning: Foundations and applications of logotherapy* (Rev. ed.). Meridian/Plume.

Giese-Davis, J., Koopman, C., Butler, L. D., Classen, C., Cordova, M., Fobair, P., Benson, J., Kraemer, H. C., & Spiegel, D. (2002). Change in emotion-regulation strategy for women with metastatic breast cancer following supportiveexpressive group therapy. *Journal of Consulting and Clinical Psychology*, 70(4), 916–925.

Goodwin, P. J., Leszcz, M., Ennis, M., Koopmans, J., Vincent, L., Guther, H., Drysdale, E., Hundleby, M., Chochinov, H. M., Navarro, M., Speca, M., & Hunter, J. (2001). The effect of group psychosocial support on survival in metastatic breast cancer. *The New England Journal of Medicine*, 345(24), 1719–1726.

Greer, J. A., Park, E. R., Prigerson, H. G., & Safren, S. A. (2010). Tailoring cognitivebehavioral therapy to treat anxiety comorbid with advanced cancer. Journal of Cognitive Psychotherapy, 24(4), 294–313.

Greer, J. A., Traeger, L., Bemis, H., Solis, J., Hendriksen, E. S., Park, E. R., Pirl, W. F., Temel, J. S., Prigerson, H. G., & Safren, S. A. (2012). A pilot randomized controlled trial of brief cognitive-behavioral therapy for anxiety in patients with terminal cancer. *The Oncologist*, 17(10), 1337–1345.

Hall, S., Goddard, C., Opio, D., Speck, P., & Higginson, I. J. (2012). Feasibility, acceptability and potential effectiveness of Dignity Therapy for older people in care homes: A phase II randomized controlled trial of a brief palliative care psychotherapy. *Palliative Medicine*, 26(5), 703–712.

Hall, S., Goddard, C., Opio, D., Speck, P. W., Martin, P., & Higginson, I. J. (2011). A novel approach to enhancing hope in patients with advanced cancer: A randomised phase II trial of dignity therapy. *BMJ Supportive & Palliative Care*, 1(3), 315–321.

Henry, M., Cohen, S. R., Lee, V., Sauthier, P., Provencher, D., Drouin, P., Gauthier, P., Gotlieb, W., Lau, S., Drummond, N., Gilbert, L., Stanimir, G., Sturgeon, J., Chasen, M., Mitchell, J., Huang, L. N., Ferland, M. K., & Mayo, N. (2010). The Meaning-Making intervention (MMi) appears to increase meaning in life in advanced ovarian cancer: A randomized controlled pilot study. *Psycho-Oncology*, 19(12), 1340–1347.

Houmann, L. J., Chochinov, H. M., Kristjanson, L. J., Petersen, M. A., & Groenvold, M. (2014). A prospective evaluation of Dignity Therapy in advanced cancer patients admitted to palliative care. *Palliative Medicine*, 28(5), 448–458.

Institute of Medicine (US) Committee on Psychosocial Services to Cancer Patients/Families in a Community Setting. (2008). Cancer care for the whole patient: Meeting psychosocial health needs. Adler, N. E., Page, A. E .K., editors. National Academies Press (US).

Julião, M., Oliveira, F., Nunes, B., Vaz Carneiro, A., & Barbosa, A. (2014). Efficacy of dignity therapy on depression and anxiety in Portuguese terminally ill patients: A phase II randomized controlled trial. *Journal of Palliative Medicine*, 17(6), 688–695.

Kelly, B., McClement, S., & Chochinov, H. M. (2006). Measurement of psychological distress in palliative care. *Palliative Medicine*, 20(8), 779–789.

Kissane, D. W., Grabsch, B., Clarke, D. M., Smith, G. C., Love, A. W., Bloch, S., Snyder, R.D., & Li, Y. (2007). Supportive - expressive group therapy for women with metastatic breast cancer: Survival and psychosocial outcome from a randomized controlled trial. *Psycho-Oncology*, 16(4), 277–286.

Kissane, D. W., McKenzie, M., Bloch, S., Moskowitz, C., McKenzie, D. P., & O'Neill, I. (2006). Family focused grief therapy: A randomized, controlled trial in palliative care and bereavement. *American Journal of Psychiatry*, 163(7), 1208–1218.

Kissane, D. W., Zaider, T. I., Li, Y., Hichenberg, S., Schuler, T., Lederberg, M., Lavelle, L., Loeb, R., & Del Gaudio, F. (2016). Randomized controlled trial of family therapy in advanced cancer continued into bereavement. *Journal of Clinical Oncology*, 34(16), 1921–1927.

Krause, S., Rydall, A., Hales, S., Rodin, G., & Lo, C. (2015). Initial validation of the Death and Dying Distress Scale for the assessment of death anxiety in patients with advanced cancer. *Journal of Pain and Symptom Management*, 49(1), 126–134.

Kübler-Ross, E. (1969). On death and dying. Tavistock Publications. Kuijer, R. G., Buunk, B. P., De Jong, G. M., Ybema, J. F., & Sanderman, R. (2004). Effects of a brief intervention program for patients with cancer and their partners on feelings of inequity, relationship quality and psychological distress. *Psycho-Oncology*, 13(5), 321–334.

Li, M., Macedo, A., Crawford, S., Bagha, S., Leung, Y. W., Zimmermann, C., Fitzgerald, B., Wyatt, M., Stuart-McEwan, T., & Rodin, G. (2016). Easier said than done: Keys to successful implementation of the Distress Assessment and Response Tool (DART) program. Journal of Oncology Practice, 12(5), e513–e526.

Li, M., Watt, S., Escaf, M., Gardam, M., Heesters, A., O'Leary, G., & Rodin, G. (2017). Medical assistance in dying—Implementing a hospital-based program in Canada. *The New England Journal of Medicine*, 376(21), 2082–2088.

Lloyd-Williams, M., Shiels, C., Ellis, J., Abba, K., Gaynor, E., Wilson, K., & Dowrick, C. (2018). Pilot randomised controlled trial of focused narrative intervention for moderate to severe depression in palliative care patients: DISCERN trial. *Palliative Medicine*, 32(1), 206–215.

Lo, C., Hales, S., Rydall, A., Panday, T., Chiu, A., Malfitano, C., Jung, J., Li, M., Nissim, R., Zimmermann. C., & Rodin, G. (2015). Managing Cancer And Living Meaningfully: Study protocol for a randomized controlled trial. Trials, 16, 391.

Lo, C., Walsh, A., Mikulincer, M., Gagliese, L., Zimmermann, C., & Rodin, G. (2009). Measuring attachment security in patients with advanced cancer: Psychometric properties of a modified and brief Experiences in Close

Relationships scale. *Psycho-Oncology*, 18(5), 490–499.

Mah, K., Hales, S., Weerakkody, I., Liu, L., Fernandes, S., Rydall, A., Vehling, S., Zimmermann, C., & Rodin, G. (2019). Measuring the quality of dying and death in advanced cancer: Item characteristics and factor structure of the Quality of Dying and Death Questionnaire. *Palliative Medicine*, 33(3), 369–380.

Mantovani, G., Astara, G., Lampis, B., Bianchi, A., Curreli, L., Orrù, W., Carta, M. G., Carpiniello, B., Contu, P., & Rudas, N. (1996a). Evaluation by multidimensional instruments of health-related quality of life of elderly cancer patients undergoing three different"psychosocial" treatment approaches. A randomized clinical trial. *Supportive Care in Cancer*, 4(2), 129–140.

Mantovani, G., Astara, G., Lampis, B., Bianchi, A., Curreli, L., Orrù, W., Carpiniello, B., Carta, M. G., Sorentino, M., & Rudas, N. (1996b). Impact of psychosocial intervention on the quality of life of elderly cancer patients. *Psycho-Oncology*, 5(2), 127–135.

McLean, L. M., Walton, T., Rodin, G., Esplen, M. J., & Jones, J. M. (2013). A couple - based intervention for patients and caregivers facing end-stage cancer: Outcomes of a randomized controlled trial. *Psycho-Oncology*, 22(1), 28–38.

Moorey, S., Cort, E., Kapari, M., Monroe, B., Hansford, P., Mannix, K., Henderson, M., Fisher, L., & Hotopf, M. (2009). A cluster randomized controlled trial of cognitive behaviour therapy for common mental disorders in patients with advanced cancer. *Psychological Medicine*, 39(5), 713–723.

Moorey, S., & Greer, S. (2002). *Cognitive behaviour therapy for people with cancer*. Oxford University Press.

Napier, A. D., Ancarno, C., Butler, B., Calabrese, J., Chater, A., Chatterjee, H., Guesnet, F., Horne, R., Jacyna, S., Jadhav, S., Macdonald, A., Neuendorf, U., Parkhurst, A., Reynolds, R., Scambler, G., Shamdasani, S., Smith, S. Z., Stougaard-Nielsen, J., Thomson, L., Tyler, N., Volkmann, A. M., Walker, T., Watson, J., Williams, A.

C., Willott, C., Wilson, J., & Woolf, K. (2014). Culture and health. *The*

Lancet, 384(9954), 1607–1639.

Northouse, L. L., Mood, D. W., Schafenacker, A., Kalemkerian, G., Zalupski, M., LoRusso, P., Hayes, D. F., Hussain, M., Ruckdeschel, J., Fendrick, A. M., Trask, P. C., Ronis, D. L., & Kershaw, T. (2013). Randomized clinical trial of a brief and extensive dyadic intervention for advanced cancer patients and their family caregivers. *Psycho-Oncology*, 22(3), 555–563.

O'Brien, M., Harris, J., King, R., & O'Brien, T. (2008). Supportive-expressive group therapy for women with metastatic breast cancer: Improving access for Australian women through use of teleconference. Counselling and Psychotherapy Research, 8(1), 28–35.

Patrick, D. L., Engelberg, R. A., & Curtis, J. R. (2001). Evaluating the quality of dying and death. *Journal of Pain and Symptom Management*, 22(3), 717–726.

Proctor, E. K., Landsverk, J., Aarons, G., Chambers, D., Glisson, C., & Mittman, B. (2009). Implementation research in mental health services: An emerging science with conceptual, methodological, and training challenges. *Administration and Policy in Mental Health and Mental Health Services Research*, 36(1), 24–34.

Robinson, S., Kissane, D. W., Brooker, J., Hempton, C., Michael, N., Fischer, J., Franco, M., Sulistio, M., Clarke, D. M., Ozmen, M., & Burney, S. (2016). Refinement and revalidation of the demoralization scale: The DS-II—External validity. *Cancer*, 122(14), 2260–2267.

Rodin, G., An, E., Shnall, J., & Malfitano, C. (2020). Psychological interventions for patients with advanced disease: Implications for oncology and palliative care. *Journal of Clinical Oncology*, 38(9), 885–904.

Rodin, G., Deckert, A., Tong, E., Le, L. W., Rydall, A., Schimmer, A., Marmar, C. R., Lo, C., & Zimmermann, C. (2018). Traumatic stress in patients with acute leukemia: A prospective cohort study. *Psycho-Oncology*, 27(2), 515–523.

Rodin, G., Malfitano, C., Rydall, A., Schimmer, A., Marmar, C. R., Mah, K., Lo, C., Nissim, R., & Zimmermann, C. (2020). Emotion And Symptom-focused Engagement (EASE): A randomized phase II trial of an integrated psychological and palliative care intervention for patients with acute leukemia. *Supportive Care in Cancer*, 28(1), 163–176.

Rodin, G., Yuen, D., Mischitelle, A., Minden, M. D., Brandwein, J., Schimmer, A., Marmar, C., Gagliese, L., Lo, C., Rydall, A., & Zimmermann, C. (2013). Traumatic stress in acute leukemia. *Psycho-Oncology*, 22(2), 299–307.

Rosenfeld, B., Breitbart, W., Stein, K., Funesti-Esch, J., Kaim, M., Krivo, S., & Galietta, M. (1999). Measuring desire for death among patients with HIV/AIDS: The Schedule of Attitudes Toward Hastened Death. *American Journal of Psychiatry*, 156(1), 94–100.

Savard, J., Simard, S., Giguère, I., Ivers, H., Morin, C. M., Maunsell, E., Gagnon, P., Robert, J., & Marceau, D. (2006). Randomized clinical trial on cognitive therapy for depression in women with metastatic breast cancer: Psychological and immunological effects. *Palliative & Supportive Care*, 4(3), 219–237.

Schellekens, M. P. J., van den Hurk, D. G. M., Prins, J. B., Donders, A. R.T., Molema, J., Dekhuijzen, R., van der Drift, M. A., & Speckens, A. E. M. (2017). Mindfulnessbased stress reduction added to care as usual for lung cancer patients and/or their partners: A multicentre randomized controlled trial. *Psycho-Oncology*, 26(12), 2118–2126.

Serfaty, M., King, M., Nazareth, I., Moorey, S., Aspden, T., Tookman, A., Mannix, K., Gola, A., Davis, S., Wood, J., Jones, L. (2019). Manualised cognitive behavioural therapy in treating depression in advanced cancer: The CanTalk RCT. *Health Technology Assessment*, 23(19), 1–106.

Sharpe, M., Walker, J., Hansen, C. H., Martin, P., Symeonides, S., Gourley, C., Wall, L., Weller, D., Murray, G., & SMaRT (Symptom Management Research Trials) Oncology-2 Team. (2014). Integrated collaborative care for comorbid major depression in patients with cancer (SMaRT Oncology-2): A multicentre randomised controlled effectiveness trial. *The Lancet*, 384(9948), 1099–1108.

Spiegel, D., Bloom, J. R., & Yalom, I. (1981). Group support for patients with metastatic cancer: A randomized outcome study. *Archives of General Psychiatry*, 38(5), 527–533.

Spiegel, D., Morrow, G. R., Classen, C., Raubertas, R., Stott, P. B., Mudaliar, N., Pierce, H. I., Flynn, P. J., Heard, L., & Riggs, G. (1999). Group psychotherapy for recently diagnosed breast cancer patients: A multicenter feasibility study. *Psycho-Oncology*, 8(6), 482–493.

Temel, J. S., Greer, J. A., Muzikansky, A., Gallagher, E. R., Admane, S., Jackson, V. A., Dahlin, C. M., Blinderman, C. D., Jacobsen, J., Pirl, W. F., Billings, J. A., & Lynch, T. J. (2010). Early palliative care for patients with metastatic non–small-cell lung cancer. *The New England Journal of Medicine*, 363(8), 733–742.

Vos, J., & Vitali, D. (2018). The effects of psychological meaning-centered therapies on quality of life and psychological stress: A metaanalysis. *Palliative & Supportive Care*, 16(5), 608–632.

Walker, J., Hansen, C. H., Martin, P., Symeonides, S., Gourley, C., Wall, L., Weller, D., Murray, G., Sharpe, M. , & SMaRT (Symptom Management Research Trials) Oncology-3 Team. (2014). Integrated collaborative care for major depression comorbid with a poor prognosis cancer (SMaRT Oncology-3): A multicentre randomised controlled trial in patients with lung cancer. *The Lancet Oncology*, 15(10), 1168–1176.

Watson, G. A., Saunders, J., & Coate, L. (2018). Evaluating the time to palliative care referrals in patients with small-cell lung cancer: A single-centre retrospective review. *American Journal of Hospice and Palliative Medicine*, 35(11), 1426–1432.

Wise, M., Marchand, L. R., Roberts, L. J., & Chih, M. Y. (2018). Suffering in advanced cancer: A randomized control trial of a narrative intervention. *Journal of Palliative Medicine*, 21(2), 200–207.

World Health Orgaization (WHO) Expert Committee on Cancer Pain Relief and Active Supportive Care & World Health Organization. (1990). Cancer pain relief and palliative care : Report of a WHO expert committee [meeting held in Geneva from 3 to 10 July 1989]. World Health Organization.

https://apps.who.int/iris/handle/10665/39524

Zebrack, B., Kayser, K., Bybee, D., Padgett, L., Sundstrom, L., Jobin, C., & Oktay, J. (2017). A practice-based evaluation of distress screening protocol adherence and medical service utilization. *Journal of the National Comprehensive Cancer Network*, 15(7), 903–912.

Zebrack, B., Kayser, K., Sundstrom, L., Savas, S. A., Henrickson, C., Acquati, C., & Tamas, R. L. (2015). Psychosocial distress screening implementation in cancer care: An analysis of adherence, responsiveness, and acceptability. *Journal of Clinical Oncology*, 33(10), 1165–1170.

Zimmermann, C., Swami, N., Krzyzanowska, M., Hannon, B., Leighl, N., Oza, A., Moore, M., Rydall, A., Rodin, G., Tannock, I., Donner, A., & Lo, C. (2014). Early palliative care for patients with advanced cancer: A cluster-randomised controlled trial. *The Lancet*, 383(9930), 1721–1730.

Zimmermann, C., Yuen, D., Mischitelle, A., Minden, M. D., Brandwein, J. M., Schimmer, A., Gagliese, L., Lo, C., Rydall, A., & Rodin, G. (2013). Symptom burden and supportive care in patients with acute leukemia. *Leukemia Research*, 37(7), 731–736.

Zimmermann, F. F., Burrell, B., & Jordan, J. (2018). The acceptability and potential benefits of mindfulness-based interventions in improving psychological wellbeing for adults with advanced cancer: A systematic review. *Complementary Therapies in Clinical Practice*, 30, 68–78.

第 10 章

CALM 疗法的评估过程及结果

引言

我们始终认为 CALM 疗法必须以科学证据为基础。我们知道，要使 CALM 疗法被医学界接受并作为癌症照护常规的一部分，需要对其有效性进行严格的论证。因此，我们确保 CALM 疗法的临床和研究计划从其形成概念开始就整合在一起。我们设计了 I 期和 II 期试验，以确定 CALM 疗法对进展期癌症患者及其家属的可行性和初步影响，并投入大量精力创建、修订和验证适用于进展期疾病患者的 CALM 疗法。本章我们将描述这些举措在为 CALM 疗法建立科学证据基础和为 CALM 临床实践提供信息方面的作用。

评估 CALM 的疗效

CALM 疗法对进展期癌症患者影响的早期质性研究为其有效性提供了强有力的初步证据。在 CALM 团队心理学家和质性研究员里纳特·尼西姆的带领下，这项研究为面临危及生命的疾病患者发声，并进行了强有力的叙述，支持了 CALM 疗法的益处及其四个维度的相关性（见第 15 章）。在我们研究团队成员进行的自由叙事和半结构化访谈中，患者表示 CALM 疗法在他们的癌症经历方面提供的帮助具有积极的独特作用（Nissim et al., 2012）。患者报告 CALM 疗法为他们提供了反思的时间和空间，以及一个安全的场所来谈论诸如死亡和临终等敏感问题。CALM 疗法还帮助他们应对复杂的医疗保健系统，更好地理解和管理与他人的关系，并减少癌症给他们的关系带来的压力（Nissim et al., 2012）。在进行 CALM 治疗时，患者感觉在医疗保健系统中被视为"完整的人"，这是癌症照护独特而深刻的益处。在实现这些益处方面，患者强调治疗师共情的重要性，他们认为治疗师是癌症诊疗系统中掌握丰富知识的"专业人员"。这些早期的质性研究结果让我们相信，CALM 疗法为患者提供了我们希望的那种体验。此外，被视为医学"金标准"的定量证据是科学判断 CALM 疗法有效性的标准，但是获得定量证据来证明心理治疗干预的有效性，这在任何情况下都是一个巨大的挑战，尤其对于进展期疾病的研究更加困难。在这一人群中，成功的临床试验必须证明干预对个体的心理健康是有益的，而这些个体面临着与疾病进展以及身体症状和功能障碍负担增加相关的众多挑战。此外，即使是对照试验设计要求最严格的随机化过程，也可能无法确保治疗组和对照组在所有相关变量上的匹配性。当试验对象包含了在基线时没有经历过心理痛苦的患者时，要证明治疗具有积极的影响就更加困难了。尽管如此，我们认为将这些人包括在内，以确定 CALM 疗法是否可以预防和缓解痛苦是很重要的。尽管纳入基线时没有显著痛苦的患者使得证明 CALM 疗法在减轻痛苦方面的影响更具挑战性，但广泛的纳入标准有助于阐明谁最有可能从 CALM 干预中受益。

我们在研发 CALM 临床试验时最重要的挑战，是缺乏适当的测量工具来验证 CALM 相关维度对进展期癌症患者的干预效果。尽管已有针对死亡焦虑、依恋安全和生活质量等维度研发的量表，但大多数量表仅在健康或非临床人群或未患有进展期疾病的患者中得到适用性验证，尚不清楚是否适用于危及生命的进展期疾病患者。因此，我们早期的很多工作都涉及修订和研发可用于评估 CALM 治疗结果的量表。例如，减轻死亡焦虑是 CALM 疗法的一个重要目标，但现有的死亡焦虑量表主要针对非临床人群。这些量表内容通常很长（Lester，1994; Wittkowski，2001），并且可能包括与进展期疾病患者无关的条目（Triplett et al., 1995; Wong et al., 1994），或难以测量 CALM 干预引起的改变（例如，Conte et al., 1982）。因此，在克里斯·洛的带领下，我们研发了死亡和临终痛苦量表（death and dying distress scale，DADDS）。这是一个简短的量表，有 15 个条目，用于评估与死亡和临终相关的痛苦程度（见附录 A）。该工具已完成进展期疾病患者适用性研究验证（Lo et al., 2011; Shapiro et al., 2020），并已成为我们 CALM 疗法临床和研究计划的重要组成部分。

安全依恋是 CALM 治疗中重要部分（见第 4 章），但现有的安全依恋量表可能不适用于年龄较大、有长期稳定的亲密关系、晚期或危及生命疾病的患者。为此，我们团队对现有的成人依恋量表，即亲密关系体验量表（ECR; Brennan et al., 1998）进行修订并缩减，使之可用于年龄更大的患者，及评估更多的依恋客体，包括患者的医疗保健提供者。修订后的包含 16 个条目的 ECR-M16 量表已在进展期疾病患者中得到验证（Lo et al., 2009; 参见附录 B）。尽管我们并不期望 CALM 疗法会改变依恋安全感这一相对稳定的性格特征，但 ECR-M16 量表已被证明在临床和我们的研究中都是一个极其有价值的工具。我们在临床工作中借助这个量表能够理解和量化患者在依赖他人、通过依恋关系寻求解脱及忍受进展期疾病带来的不可避免的依赖中，可能会遇到的困难。同样在我们的研究中，使用这个量表帮助我们证明了安全依恋倾向在预防抑郁和其他痛苦方面的作用（Rodin et al., 2007）。

最后，为了确保我们对进展期癌症患者的生活质量有可靠、适当的衡量标准，我们检查了临终生活质量量表（QUAL-E; Steinhauser et al., 2002）的心理测量学特征。这一量表最初是基于对"善终"（good death）感知的质性研究而研发的（Steinhauser et al., 2000）。我们研发了一个专为进展期癌症患者设计的 QUAL-E 的简化版本，即生命末期生活质量—癌症量表（QUAL-EC）。该量表首次在早期缓和医疗研究中得到验证（Lo et al., 2011；参见附录 C）。这个简短、经过验证的进展期癌症患者生活质量量表使我们能够评估相关的 CALM 结果，例如患者所感知的与医疗保健提供者的关系、生命终结的准备和生命的完成。

选择合适的结局指标

在进展期疾病患者心理治疗疗效 RCT 研究中，选择适当的干预结果评估方式是必不可少的，但是存在风险。不同的结果可能与不同的患者相关，但传统的 RCT 研究不允许对结局进行个体化测量。考虑到这些因素，我们选择使用患者健康问卷（PHQ-9; Kroenke et al., 2001；见附录 D）来评估抑郁，作为 CALM 治疗 RCT 研究的主要结果评估工具，很多证据表明，进展期癌症患者的抑郁症患病率比较高（例如 Lo et al., 2010；Mitchell et al., 2011），抑郁与进展期疾病的多重挑战有关（例如 Fitzgerald et al., 2015；Lo et al., 2010, 2011），此外抑郁可能是对治疗的反应（例如 Li et al., 2012）。我们早期的工作将抑郁确定为最终造成进展期癌症患者痛苦的路径（Rodin et al.,

2009），我们假设 CALM 疗法的益处是通过影响该路径的各种因素来实现。虽然有一些次要结局指标，例如创伤后成长、沮丧和心理健康，但我们认为死亡焦虑（通过 DADDS 评估）和生命末期生活质量（通过 QUAL-EC 评估）最有可能受到 CALM 治疗的影响，这是由 CALM 疗法及其维度的性质决定的（见第 15 章）。

我们的一项大型 CALM 治疗 RCT 研究结果表明，与单独接受常规照护的患者相比，接受 CALM 治疗的患者在三个月后随访时的抑郁症状改善更明显，并且在六个月时有更好的改善（Rodin et al., 2018）。在基线测评时没有抑郁的患者，接受 CALM 治疗三个月后抑郁发生的可能性低于接受常规治疗的患者，表明 CALM 疗法有预防抑郁的作用。这一发现也表明 CALM 疗法能提高患者在进展期癌症疾病过程中的恢复力和适应能力。接受 CALM 治疗的患者也有更好的死亡准备和更少的死亡焦虑，这意味着 CALM 疗法能增强患者预立照护计划的能力。在治疗开始时具有中等程度死亡焦虑的患者，在接受 CALM 治疗后，死亡焦虑的下降尤为明显。

结局指标之外的评估

通过证明对主要和次要结局指标的影响，RCT 研究为 CALM 疗法的益处提供了令人信服的证据。然而，与许多其他心理治疗一样，证明 CALM "神奇成分" 的有效性显得更加困难。我们已经开发了评估干预过程和完整性的测量工具，即评估是否按预期方式进行干预，从而打开治疗干预的 "黑箱"，并确定心理治疗干预如何发挥作用。在大卫·斯皮格（David Spiegel）和詹姆斯·斯派拉（James Spira）的工作基础上，我们研发了 CALM 治疗完整性的评估（CALM treatment integrity measure, CTIM）（Rodin et al., 2018）来确定根据 CALM 基本原则执行干预的程度（见附录 E）。我们采用 CTIM 评估治疗师记录的案例与会谈回顾，对治疗过程的要素进行评级。评估内容包括治疗师的共情性理解和反应能力；对反思觉察的支持性、保持专业界限的能力，以及治疗师与患者互动的程度；治疗师能够帮助患者调节情绪、思考和管理负面事件和情绪的程度；在支持性探索和解决问题之间调整平衡；并根据需要调整治疗内容和时间安排。这一以过程为重点的评估也明确了 CALM 的所有四个维度得到处理的程度。

因为 CTIM 是一种对于治疗完整性的观察者客观评定方法，它不一定能捕捉到患者的体验。为此，我们的团队制订了一个量表，以评估患者从 CALM 治疗的过程和内容中获益的程度。临床评估问卷（clinical evaluation questionnaire, CEQ）是一个包含 7 个条目的问卷，由患者按 5 分制评分（Lo et al., 2015; de Vries et al., 2020; 见附录 F）。CALM 治疗疗效的 RCT 研究，在三个月和六个月时对所有参与者进行评估，明确 CALM 治疗在多大程度上提供了反思空间，帮助患者更好地表达和管理自己的感受，并解决他们担忧的每一个 CALM 维度的问题。根据初步的因素分析，CEQ 具有高度的内部一致性，并覆盖到 CALM 的每一个维度（de Vries et al., 2020）。

CEQ 可以被视为 CALM 治疗的过程和结局评估工具。医疗保健过程的定义是，提供医疗保健的方法（Donabedian, 1980），这与结构（提供医疗保健的环境）和结果（医疗保健的结果）不同。CEQ 可以评估 CALM 治疗的过程和结果，因为它反映了患者所体验的从 CALM 治疗过程的特定维度中获益的程度。虽然研究中，人们更多地关注结果的评估，而非过程的评估，RCT 研究中尤其如此，但心理治疗干预的过程对患者来说可能与结果一样重要。过程评估可以更好地捕捉患者感知到的干预的获益，并且比结果评估更少受到影响干预质量的许多其他因素的影响（Lilford et al., 2007）。事实上，接受 CALM 治疗的进展期疾病患者，其抑郁水平通常受到疾病进展或复发、身体症状负担或收到阴性检测结果等因素的影响。

我们的 RCT 研究显示，接受 CALM 治疗的患者组 CEQ 总分显著高于常规治疗组（de Vries et al., 2020）。此外，接受 CALM 治疗的患者组对 CEQ 七个单独条目中六个条目的评分显著高于仅接受常规照护患者组。在询问"自由讨论对他们的癌症和治疗方案的担忧的好处"这一条目上，两组没有显著差异。CALM 治疗组和常规治疗组在这个条目上没有显著差异并不奇怪，因为关于癌症及其治疗的讨论是癌症常规诊疗临床互动的主要焦点。尽管如此，这些 CEQ 结果显示了 CALM 治疗给患者带来可感知到的益处，表明干预为患者带来了预期的效果。CALM 会谈次数与 CEQ 分数之间的显著正相关进一步表明 CALM 会谈的附加益处（de Vries et al., 2020）。

值得注意的是，患者在三个月和六个月时的 CEQ 评分与他们在这些时间点的许多主要和次要结果指标的评分无关，包括抑郁和死亡焦虑的指标（de Vries et al., 2020）。CALM 治疗组的患者 CEQ 的分数与 QUAL-EC 的两个分量表（与医疗保健提供者的关系和生命完成）相关，并与心理健康相关。这些发现表明，患者对 CALM 治疗所感知的益处与临近生命终点的意义感和实际结果有关。然而，CEQ 评分与我们的主要和次要痛苦结果之间缺乏关联，这一点值得关注。

CEQ 分数与抑郁和死亡焦虑的结果之间的脱节，可能是因为与 CEQ 评分相比，不同的机制驱动了 CALM 治疗对抑郁和死亡焦虑的影响。尽管抑郁和死亡焦虑的测量反映了痛苦的症状，但 CEQ 捕捉的是治疗体验及其对独特且可能更个人化的结果（如自我理解）所感知到的影响。正如参与 RCT 研究的一名患者所报告的那样："应对癌症是一个持续的过程，有起有落，新问题不断浮出水面，会谈帮助我理解，并梳理了我的思路。"CEQ 评分还证明 CALM 具有更一致的积极作用，而抑郁和死亡焦虑的症状可能会受到许多与 CALM 治疗无关的因素的影响，例如疾病进展或疼痛。由于在进展期疾病过程中出现干预变量，导致信噪比低，故而诸如 CEQ 之类的中间过程测量可能与定量结果无关。

将研究整合到临床照护中

我们发现，在 CALM 治疗开始和随后的时间点进行定量测量，不仅有助于评估干预结果，而且有助于提高干预的完整性和质量。这些评估的分数可以支持治疗师正在进行的干预，或指出尚未充分解决的困难。至少，可以查明评估分数与治疗师经验之间的一致性程度。与直接向治疗师提出这些问题相比，一些患者更愿意在自我报告问卷中报告困难。这些测量的高分可能预示着患者开始将他们的痛苦引入治疗。在其他情况下，非同寻常的高分可能反映了治疗师对处理敏感或困难领域的回避或犹豫，并可以提醒治疗师这些领域对患者的重要性。此外，测试分数的结果可以帮助治疗师对患者的困难有直观的认识，并指导具体的治疗措施。特别是，ECR-M16、DADDS 和 CEQ 经常被用于改进 CALM 的治疗过程。

尽管我们并不期望 CALM 疗法会改变依恋安全感，但 ECR-M16 仍然是一个极其有价值的工具。它帮助治疗师确认对患者安全依恋的临床评估，指导与依恋相关的治疗干预，并评估该维度的变化。ECR-M16 提示了回避型和焦虑型依恋的分数（Lo et al., 2009），可以帮助解释有问题的关系，以及患者与亲密他人或医疗保健提供者的互动，并阐明治疗关系中患者的恐惧和愿望（Tan et al., 2005）。回避型依恋程度高的人往往会低估痛苦，并忽视依赖他人的需要，包括与治疗师的关系。这些患者可能需要更多时间来与治疗师建立有意义的关系，以缓解他们的痛苦。这些患者可能会受益于支持其自主性、并确认其优势和能力的干预方法。焦虑型依恋者往往担心得不到足够的支持，他们的痛苦很容易升级（见第 4 章）。这些患者最有可能受益于治疗关系的可预测性和可靠性。

几乎一半的转移性癌症患者表现出高度的死亡焦虑水平（Eggen et al., 2020），即使是在初次 CALM 会谈中，开放式问题可以引出这些担忧（Shaw et al., 2017），但患者和治疗师通常都会避免与死亡相关的焦虑。DADDS 的高分表明需要支持性干预，以及在反思之前降低痛苦水平。中度死亡焦虑水平的患者可能能够更好地反思这些担忧（Tong et al., 2016）。我们发现，CALM 治疗的参与者中，中等死亡焦虑水平的患者最有可能显著降低死亡焦虑（Rodin et al., 2018）。得分非常低的患者可能很少报告关于死亡和临终的痛苦，因为他们已经接受了生命的终结，或者他们不愿意或无法反思这些担忧。当没有身体症状或疾病的明显表现时，后者可能更容易维持，并且可能反映出回避型依恋类型。

最后，CEQ 可用于直接评估 CALM 的治疗过程。治疗三个月后，CEQ 中任何一项的得分较低，可能表明需要相应地调整干预方法。这种评估反馈可以有效地提高特定患者的治疗效果。三个月和治疗结束时的 CEQ 分数可以帮助治疗师从每个案例中学习，并提高和完善他们的治疗技能。

总结

定性和定量综合研究方法可能是了解干预影响的最有效方法。我们的质性研究在了解进展期疾病和 CALM 治疗的经验方面具有独特价值。我们为进展期疾病患者修订和检验的定量评估工具，对于确保 CALM 干预的完整性，以及证明其减轻抑郁、死亡焦虑和为临终作准备的能力至关重要。CEQ 从患者的角度提供了补充证据，证明了 CALM 疗法及其维度相关的益处。然而，我们需要进一步的研究来确定 CEQ 分数与痛苦程度之间缺乏关系的原因。对于抑郁、死亡焦虑、依恋、生活质量和患者对 CALM 过程的看法，相关的循证定量评估已被证明对于 CALM 治疗的实践具有重要价值。患者的评估分数可用于指导治疗师在干预中注意患者的情绪调节，患者所需的支持，以及患者的困难维度。因此，现在 CALM 治疗整合了 PHQ-9、DADDS、ECR-M16 和 CEQ 的常规评估。

参考文献

Brennan, K. A., Clark, C. L., & Shaver, P. R. (1998). Self-report measurement of adult attachment: An integrative overview. In J. A. Simpson & W. S. Rholes (Eds.), *Attachment theory and close relationships* (pp. 46–76). Guilford Press.

Conte, H. R., Weiner, M. B., & Plutchik, R. (1982). Measuring death anxiety: Conceptual, psychometric, and factor-analytic aspects. *Journal of Personality and Social Psychology*, 43(4), 775–785.

de Vries, F. E., Mah, K., Shapiro, G. K., Rydall, A., Hales, S., & Rodin, G. (2020). Assessing the process of a brief psychotherapy for patients with advanced cancer. (Submitted for publication).

Donabedian, A. (1980). *Explorations in quality assessment and monitoring: The definition of quality and approaches to its assessment* (Vol. 1). Health Administration Press.

Eggen, A. C., Reyners, A. K. L., Shen, G., Bosma, I., Jalving, M., Leighl, N. B., Liu, G., Richard, N. M., Mah, K., Schultz, D. B., Edelstein, K., & Rodin, G. (2020). Death anxiety in patients with metastatic non-small cell lung cancer with and without brain metastases. *Journal of Pain and Symptom Management*, 60(2), 422–429.

Fitzgerald, P., Lo, C., Li, M., Gagliese, L., Zimmermann, C., & Rodin, G. (2015). The relationship between depression and physical symptom burden in advanced cancer. *BMJ Supportive & Palliative Care*, 5(4), 381–388.

Kroenke, K., Spitzer, R. L., & Williams, J. B. (2001). The PHQ-9: Validity of a brief depression severity measure. *Journal of General Internal Medicine*, 16(9), 606–613.

Lester, D. (1994). The Collett–Lester Fear of Death Scale. In R. A. Neimeyer (Ed.), *Series in death education, aging, and health care. Death anxiety handbook: Research, instrumentation, and application* (pp. 45–60). Taylor & Francis.

Li, M., Fitzgerald, P., & Rodin, G. (2012). Evidence-based treatment of depression in patients with cancer. *Journal of Clinical Oncology*, 30(11), 1187–1196.

Lilford, R. J., Brown, C. A., & Nicholl, J. (2007). Use of process measures to monitor the quality of clinical practice. *BMJ*, 335(7621), 648–650.

Lo, C., Burman, D., Swami, N., Gagliese, L., Rodin, G., & Zimmermann, C. (2011). Validation of the QUAL-EC for assessing quality of life in patients with advanced cancer. *European Journal of Cancer*, 47(4), 554–560.

Lo, C., Hales, S., Rydall, A., Panday, T., Chiu, A., Malfitano, C., Jung, J., Li, M., Nissim, R., Zimmermann, C., & Rodin, G. (2015). Managing Cancer And Living Meaningfully: Study protocol for a randomized controlled trial. *Trials*, 16, 391.

Lo, C., Hales, S., Zimmermann, C., Gagliese, L., Rydall, A., & Rodin, G. (2011). Measuring death-related anxiety in advanced cancer: Preliminary psychometrics of the Death and Dying Distress Scale. *Journal of Pediatric Hematology/Oncology*, 33(Suppl 2), S140–S145.

Lo, C., Walsh, A., Mikulincer, M., Gagliese, L., Zimmermann, C., & Rodin, G. (2009). Measuring attachment security in patients with advanced cancer: Psychometric properties of a modified and brief Experiences in Close

Relationships scale. *Psycho-Oncology*, 18(5), 490–499.

Lo, C., Zimmermann, C., Rydall, A., Walsh, A., Jones, J. M., Moore, M. J., Shepherd, F. A., Gagliese, L., & Rodin, G. (2010). Longitudinal study of depressive symptoms in patients with metastatic gastrointestinal and lung cancer. *Journal of Clinical Oncology*, 28(18), 3084–3089.

Mitchell, A. J., Chan, M., Bhatti, H., Halton, M., Grassi, L., Johansen, C., & Meader, N. (2011). Prevalence of depression, anxiety, and adjustment disorder in oncological, haematological, and palliative-care settings: A meta-analysis of 94 interview-based studies. *The Lancet Oncology*, 12(2), 160–174.

Nissim, R., Freeman, E., Lo, C., Zimmermann, C., Gagliese, L., Rydall, A., Hales, S., & Rodin, G. (2012). Managing Cancer and Living Meaningfully (CALM): A qualitative study of a brief individual psychotherapy for individuals with advanced cancer. *Palliative Medicine*, 26(5), 713–721.

Rodin, G., Lo, C., Mikulincer, M., Donner, A., Gagliese, L., & Zimmermann, C. (2009). Pathways to distress: The multiple determinants of depression, hopelessness, and the desire for hastened death in metastatic cancer patients. *Social Science & Medicine*, 68(3), 562–569.

Rodin, G., Lo, C., Rydall, A., Shnall, J. Malfinato, C., Chiu, A., Panday, T., Watt, S., An, E., Nissim, R., Li, M., Zimmermann, C., & Hales, S. (2018). Managing Cancer and Living Meaningfully (CALM): A randomized controlled trial of a psychological intervention for patients with advanced cancer. *Journal of Clinical Oncology*, 36(23), 2422–2432.

Rodin, G., Walsh, A., Zimmermann, C., Gagliese, L., Jones, J., Shepherd, F. A., Moore, M., Braun, M., Donner, A., & Mikulincer, M. (2007). The contribution of attachment security and social support to depressive symptoms in patients with metastatic cancer. *Psycho-Oncology*, 16(12), 1080–1091.

Shapiro, G. K., Mah, K., Li, M., Zimmermann, C., Hales, S., & Rodin, G. (2020). Validation of the Death and Dying Distress Scale in patients with advanced cancer. *Psycho-Oncology*. 2020 Dec 26. doi: 10.1002/pon.5620. Epub ahead of print.

Shaw, C., Chrysikou, V., Davis, S., Gessler, S., Rodin, G., & Lanceley,

A. (2017). Inviting end-of-life talk in initial CALM therapy sessions: A conversation analytic study. *Patient Education and Counseling*, 100(2), 259–266.

Spiegel, D., & Spira, J. (1991). Supportive-expressive group therapy: A treatment manual of psychosocial intervention for women with metastatic breast cancer. Stanford University School of Medicine.

Steinhauser, K. E., Bosworth, H. B., Clipp, E. C., McNeilly, M., Christakis, N. A., Parker, J., & Tulsky, J. A. (2002). Initial assessment of a new instrument to measure quality of life at the end of life. *Journal of Palliative Medicine*, 5(6), 829–841.

Steinhauser, K. E., Christakis, N. A., Clipp, E. C., McNeilly, M., McIntyre, L., & Tulsky, J. A. (2000). Factors considered important at the end of life by patients, family, physicians, and other care providers. *JAMA*, 284(19), 2476–2482.

Tan, A., Zimmermann, C., & Rodin, G. (2005). Interpersonal processes in palliative care: An attachment perspective on the patient-clinician relationship. *Palliative Medicine*, 19(2), 143–150.

Tong, E., Deckert, A., Gani, N., Nissim, R., Rydall, A., Hales, S., Rodin, G., & Lo, C. (2016). The meaning of self-reported death anxiety in advanced cancer. *Palliative Medicine*, 30(8), 772–779.

Triplett, G., Cohen, D., Reimer, W., Rinaldi, S., Hill, C., Roshdieh, S., Stanczak, E. M., Siscoe, K., & Templer, D. I. (1995). Death discomfort differential. *OMEGA—Journal of Death and Dying*, 31(4), 295–304.

Wittkowski, J. (2001). The construction of the Multidimensional Orientation Toward Dying and Death Inventory (MODDI-F). *Death Studies*, 25(6), 479–495.

Wong, P. T. P., Reker, G. T., & Gesser, G. R. A. (1994). Death Attitude Profile–Revised: A multidimensional measure of attitudes toward death. In R. A. Neimeyer (Ed.), *Series in death education, aging, and health care. Death handbook: Research, instrumentation, and application* (pp. 121–148). Taylor & Francis.

第 11 章

CALM 培训经验

作为团队的一部分，这真的是一种非常积极的体验。我感到自己是视野更开阔的 CALM 团体的一部分。

—CALM 工作坊参与者

引言

在发展 CALM 治疗的早期，我们就开始在当地、国内和国际从事教学和督导活动。这种投入是十分有价值的，来自我们同行的反馈、批评、经验和想法进一步推动了我们的思考，并有助于 CALM 疗法的改进和发展。这些活动还帮助建立了一个由来自世界各地从事 CALM 治疗的临床医生和研究人员组成的相互支持的团体。来自不同国家的同行与我们分享了他们在满足进展期疾病患者心理需求方面所做的努力，并反映他们的工作缺乏基于证据的框架。那些具有心理治疗背景的工作者提供的心理照护原本也包含了 CALM 治疗的元素，他们正在寻找更明确的教学框架和研究结构，CALM 疗法满足了这一需求。

许多临床医生报告，CALM 疗法为他们在癌症中心的工作提供了支持和认可，这些中心通常更关注癌症和抗癌治疗，而不是受疾病影响的人，而且受训人员和工作人员还没有做好支持进展期疾病患者及其家属的充分准备。CALM 研讨会、案例督导和高级培训为我们的同行创造了一个宝贵的实践和支持团体，帮助他们在各自的环境中倡导发展 CALM 成为一项照护标准。我们的一些同行和合作者的意见（包含在本书的结尾部分）表明了 CALM 疗法在世界不同地区的环境中对他们的意义。

CALM 治疗和培训给医疗保健提供者带来的益处

CALM 培训为治疗师提供了一个框架，以应对进展期癌症患者及其家人的痛苦。同时，它也为临床医生提供了一种支持性体验，在这种体验中，他们获得了反思的空间，以考虑自己面对死亡的感受。作为 CALM 培训计划的一部分，我们在教学方面进行了投入，不仅为了确保患者和家属干预的完整性和质量，还为临床医生提供更通用的知识和技能，以支持他们照料进展期和危及生命的疾病患者。心理治疗教育文献表明，对心理健康专业人员最有效的培训计划包括教学、有督导的案例评估、持续的高级培训和对患者治疗结果的评估（Fairburn & Cooper，2011；Herschell et al.，2010）。在设计培训计划时，我们始终仔细考虑这些要素，包括（a）连续的入门工作坊，其中包括教学、基于案例的 CALM 框架应用和体验式学习；（b）通过小组督导会议提供临床病例督导；（c）针对聚焦于更高阶话题的临床医生，持续开设高阶工作坊。

鉴于心理治疗的复杂性以及心理治疗中非语言和结构化元素的重要性，心理治疗培训总是具有挑战性的。在任何情况下，保持治疗的复杂性和灵活性，同时将其分解为可教授的、能运用于任何情境的元素，都是很困难的。但在 CALM 培训中，这种复杂性尤为突出，因为其实施的环境和文化多种多样，而且受训者的学科背景和理论框架也非常广泛。我们已经成功地培训了多学科 CALM 治疗提供者，包括肿瘤科医生、缓和医疗医师、精神科医生、心理学家、护士、社会工作者、精神照护提供者和职业治疗师。我们的成功可能与这些专业人员已经参与了与进展期疾病患者及其家属的各种有意义的对话有关。

所有接受过 CALM 培训的临床医生都会接受 CALM 基本原则的指导，并且每个人都会从他们的临床背景中带来自己独特的见解和专业知识。我们为之前接受过 CALM 培训并在实践中使用它的临床医生研发了更高阶的培训。在入门和高阶工作坊中，我们使用真实案例来说明当下 CALM 疗法在治疗过程中的应用。在 CALM 培训期间，我们提供案例摘要、演员表演的临床案例及真实的 CALM 治疗录像，后者往往最吸引临床医生。学员们报告说，亲眼看见 CALM 治疗师与进展期疾病患者的会谈，然后与训练有素的演员练习 CALM 治疗技能，并反思这些经验，是培训中最有价值的方面。通过展示真实环境中治疗师与患者的互动，我们已经能够阐明 CALM 治疗师实际所做的工作，这是语言所无法轻易传达的。

入门工作坊既是 CALM 的方向，也是进一步培训的基础。许多临床医生发现，这些工作坊为他们提供了可应用于各种临床诊疗的工具。有些人选择通过持续的案例督导进行更深入的 CALM 培训，并获得 CALM 治疗师的认证。有些人甚至可能进一步成为认证的 CALM 督导师。CALM 督导通常以小组形式在线上线下进行。小组形式不仅高效，还为临床医生提供了非常有价值的共享经验和集体支持，以应对治疗过程中可能出现的复杂问题和强烈感受。

作为工作坊和督导培训计划的一部分，我们进行了定量和定性评估。学员对 CALM 工作坊表示高度满意，几乎所有参与的培训者都表示 CALM 的原则可以应用于他们的临床工作。大多数临床医生表示会继续接受培训。根据标准化问卷，我们发现参加工作坊的人员自我报告共情能力显著提升，在之前没有接受过心理治疗培训的学员中，产生的变化最大。工作坊后的定性访谈支持了这些发现，不熟悉进展期疾病患者的社会心理照护或一般心理治疗照护的临床医生，从工作坊和培训中受益最大。更有经验的临床医生认为，他们喜欢 CALM 的清晰框架和证据基础，这使他们能够在各自的机构内争取用于干预的资金和资源。他们还认为，在他们的地区和学科领域，进行 CALM 培训和教学具有潜在价值。

工作坊的参与者一致表示，工作坊让他们在临床工作中受到鼓舞和支持，他们经常感到在自己的专业或机构中被低估和不受支持。加入 CALM 团体为他们的工作提供了归属感、鼓励和反思的空间。正如一位参与者指出的那样："我发现，它实际上对我的思维方式产生了深远影响。课程结束后，我变得更专注，为过程的展开留出空间。"另一位参与者谈到，在她的工作场所，感觉自己像一个"孤独的护林员"，CALM 培训提供了一种与其他从业者的连接感，这种连接令人鼓舞，备受支持。在评估同行督导小组经验的质性研究中，我们发现了小组、支持和反思空间的益处。

CALM 培训工作坊和督导的持续发展，有助于建立 CALM 实践的国际团体。这样的团体存在于一系列学科和活动中，可以成为集体学习的模式，这一模式促进技能和关系的建立，支持知识创造和职业认同的形成（Li et al., 2009；Wenger，1998）。CALM 培训正是如此，它不仅确保了干预的完整性，还能促进同行支持，并为与会者提供反思的机会。许多人继续在各自的环境中进行 CALM 培训和项目研发。从中国、日本到欧洲、北美、南美的各个国家，都有这样的发展。这些国家区域的领导者已成为 CALM 培训方面的专家，现在正与我们合作参与我们的全球 CALM 计划（见第 12 章），在各自的国家建立强大的 CALM 实践网络。

总结

我们发现，通过工作坊和病例督导进行的 CALM 培训过程，对于确保不同的临床医生在不同环境中提供 CALM 治疗的完整性和一致性至关重要。同时它也促进了干预的发展、治疗师技能的发展、行业支持和反思的机会，在即将到来的死亡面前，帮助治疗师发展出现实而有意义的期望。CALM 工作坊和培训一直是与会者的宝贵教育途径，其中许多人通过继续学习获得 CALM 治疗师认证，并在自己的环境中带领他人实施 CALM 治疗。

参考文献

Fairburn, C. G., & Cooper, Z. (2011). Therapist competence, therapy quality, and therapist training. *Behaviour Research and Therapy*, 49(6-7), 373–378.

Herschell, A. D., Kolko, D. J., Baumann, B. L., & Davis, A. C. (2010). The role of therapist training in the implementation of psychosocial treatments: A review and critique with recommendations. *Clinical Psychology Review*, 30(4), 448–466.

Li, L. C., Grimshaw, J. M., Nielsen, C., Judd, M., Coyte, P. C., & Graham, I. D. (2009). Evolution of Wenger's concept of community of practice. *Implementation Science*, 4, 11.

Wenger, E. (1998). Communities of practice: Learning as a social system. *Systems Thinker*, 9(5), 2–3.

第 12 章

全球范围内的应用：
CALM 培训、研究和倡导

我们的患者很痛苦。我们的患者需要帮助。我们终于在 CALM 治疗中发现可用的资源。

——阿什莉·洛克伦（Ashlee Loughlan），CALM 项目分中心负责人（美国弗吉尼亚州）

正如老子在《道德经》中所说："道常无为，而无不为"。这就是 CALM 疗法。

——张永玉（Yeong-Yuh Juang），CALM 项目分中心负责人（中国台湾地区）

引言

CALM 疗法源于我们在加拿大多伦多玛格丽特公主癌症中心的临床和研究工作，多伦多是世界上最具多元文化的城市之一。该城市中一半以上的人口属于少数民族，代表了 250 多个民族或文化起源。它拥有世界上最高的人均移民率，几乎一半的人口是加拿大移民。在这样的环境中生活和工作，让我们始终将文化、语言和身份问题放在首位，希望 CALM 疗法可以在世界各地拥有不同文化和语言的医院广为应用。

在过去十年中，全球同行对 CALM 疗法的反应非常积极。临床医生一致发现 CALM 疗法高度适合他们的文化、环境和机构。许多人成为我们的合作伙伴，共同传播 CALM 疗法，发布和展示其环境中的发现，参与国际培训工作坊，提供有助于形成和加强干预的反馈。我们现在已经在全球培训了数千名临床医生，其中许多人会每年返回，参加我们的国际高阶工作坊。他们支持我们的观点，即 CALM 疗法应被视为全球进展期癌症患者社会心理照护的基本和标准要素，并与我们一起倡导实现这一目标。

CALM 疗法的普遍性和适应性

所有心理治疗方法都存在民族中心主义的风险，因为固有的偏见和假设可能无法跨文化推广（Tseng，2001）。然而，CALM 能成功应用于不同环境和人群则表明，这一点在 CALM 中造成的问题可能比在其他干预中要少。我们认为 CALM 跨文化的适用性可能是几个重要因素的结果。最重要的是，进展期疾病患者面临的问题和恐惧是普遍的，因此旨在解决这些恐惧的 CALM 治疗维度与所有文化和环境都相关。此外，CALM 治疗是一种半结构化的干预措施，它可以通过治疗师的声音、语言和文化习语来传达。CALM 疗法在不同文化语境中的应用得到了关系理论的支持，该理论强调意义不是强加或发现的，而是在与他人的关系中发展起来的（Aron & Lechich，2012）。从这个角度来看，治疗师的立场并不是"患者内心世界的专家"，而治疗项目是一种共同探索和发现。CALM 疗法要求治疗师考虑他们自己的世界观和价值取向，并反思他们与患者及其家人的相互作用。

关注患者个体和家庭环境是 CALM 疗法受到不同文化环境欢迎的另一个方面。与缓和医疗的理念一致，进展期癌症在 CALM 治疗中被视为一个家庭问题，干预的主要目标是加强家庭的支持。出于这个原因，照护者通常会被邀请参加一次治疗，在许多情况下，照护者会参与整个治疗过程。

探究精神是 CALM 疗法的一个重要方面，它促进了 CALM 疗法的活力和传播。在教学时，我们努力向学生和参与者学习并与他们合作。我们继续研究如何将 CALM 疗法应用于不同的环境，在这些环境中，以下各个方面可能存在很大差异：情感交流的可接受度或舒适度；配偶、父母和其他家庭成员所扮演的角色；对依赖和家庭负担的担忧；对生命终结的态度。我们的目标是无论在哪里开展 CALM 治疗，都对合作的临床医生以及他们的患者、医院和社区保持好奇和兴趣。

全球化的 CALM：培训和研究计划

2018 年，全球社会心理、缓和医疗和安宁疗护研究所（GIPPEC；www.gippec.org）启动了全球 CALM 培训计划。GIPPEC 是多伦多大学的一家致力于全球研究和临床合作的研究所，旨在支持与进展期疾病相关的跨学科研究、教育和宣传。GIPPEC 位于玛格丽特公主癌症中心，与总部位于澳大利亚墨尔本的国际机构胡子月一起支持全球 CALM 计划，促进临床护理和研究，以改善前列腺癌和其他癌症患者的福祉。

全球 CALM 培训计划旨在促进 CALM 疗法在全球的发展，通过工作坊和临床督导对 CALM 医疗保健提供者进行教育，并通过研究合作和国际交流促进知识的传播。该计划是结构化培训、临床实践和研究的载体，并促进此类社会心理干预在癌症患者服务中的常态化。它致力于通过调查和解决不同地区与文化可能需要的变革来克服 CALM 实践中的障碍。来自北美、南美、欧洲、中东、亚洲和澳大利亚的临床医生、教育工作者和研究人员正在积极参与全球 CALM 实施项目，代表了在 CALM 实践和研究方面拥有共享专业知识和经验的全球社区。这些同行进行的研究已在国际会议上发布，并发表在同行评议期刊上（例如 Caruso et al., 2020；Engelmann et al., 2016；Mehnert et al., 2020；Scheffold et al., 2015；Scheffold et al., 2017；Troncoso et al., 2019）。

已经加入全球 CALM 计划的国际中心拥有强大的领导力。自 2018 年以来，18 个全球中心和 7 个加拿大中心积极参于全球 CALM 计划，其中一些中心与加拿大多伦多的全球 CALM 团队合作启动了自己的 CALM 相关研究（CALM 实施的级别见图 12.1）。

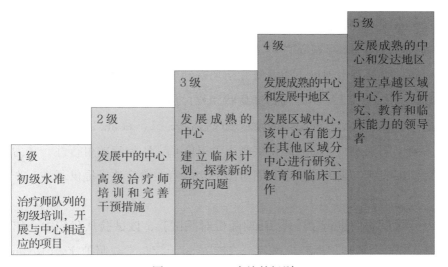

图 12.1　CALM 实施的级别

全球 CALM 培训计划采用培训师培训模式。参加工作坊后，临床医生首先会在他们的中心接触 CALM 治疗患者，并接受在线的国际督导，包括病例审查、概念构思和来自世界各地的临床医生的讨论。获得 CALM 治疗师认证后，临床医生可以接受培训，成为 CALM 督导师，目标是继续和扩大其所在地区的 CALM 研究和临床实践。

全球 CALM 研究

探究精神从一开始就是 CALM 项目固有的，研究和知识转化已融入所有活动中。第一部 CALM 治疗手册是为一项初步探究性研究编写而成，记录了这种新的干预措施的基础和实践（Rodin et al., 2015）。这项初探研究的结果显示这是一个很有希望的干预项目，参与者描述了干预的五个独特益处：一个可以处理进展期癌症的经历；允许谈论死亡和临终；协助管理疾病和熟悉医疗系统；解决关系压力；在医疗保健系统中"被视为一个完整的人"的机会（Nissim et al., 2012, p.716）。参与者体验到 CALM 治疗的这些影响是独一无二的，在他们之前的癌症照护中没有出现过。质性研究结果得到了定量非随机试验的支持，该试验发现 CALM 治疗与抑郁症状和死亡焦虑的减少，以及治疗开始后三个月和六个月的心理健康水平改善有关（Lo et al., 2014）。随后的随机试验证明了向进展期疾病患者提供 CALM 治疗的可行性，并为对抑郁症状、焦虑型依恋和回避型依恋的潜在治疗效果提供了进一步支持（Lo et al., 2019）。

之后我们进行了一项 III 期随机对照试验，该试验从我们中心招募了 300 余名转移性癌症患者，比较 CALM 治疗与常规照护疗效（Rodin et al., 2018）。这项研究的主要结果指标是抑郁症状的严重程度，次要结果指标包括与死亡和临终相关的痛苦、安全依恋感、心理健康、生活质量、创伤后成长和对照护的满意度。研究发现与常规照护相比，CALM 治疗组患者的抑郁症状和临终准备有更显著的改善。研究还发现，在基线时没有抑郁的患者在三个月和六个月的随访中不太可能变得抑郁，这表明 CALM 治疗具有预防抑郁的作用。那些对死亡和临终有中等程度痛苦的人从 CALM 疗法中获益最多，CALM 治疗可以减少这种痛苦，并改善广泛性焦虑、沮丧、心理健康和安全依恋。根据临床评估问卷（de Vries et al., 2020；见第 10 章）的评分，CALM 参与者在所有 CALM 特定的维度方面也报告了比接受常规照护的参与者更多的益处。

在全球 CALM 计划的支持下，在我们的初步研究之后，出现了一个不断扩展的国际研究计划。该计划在不同的环境、文化和语言中促进 CALM 疗法的研究。德国（Koranyi et al., 2020；Mehnert et al., 2020；Scheffold、Philipp et al., 2015；Scheffold、Wollbruck et al., 2015）和意大利（Caruso、Nanni et al., 2020；Caruso、Sabato et al., 2020）的研究试验已经完成，并取得了可喜的成果。目前正在北美、欧洲和亚洲的其他地区进行试点研究，证明 CALM 疗法在不同环境中的适用性。为了让那些无法接受面对面治疗的患者获得 CALM 疗法的帮助，目前我们正在与德国乌尔姆的同行共同研发一项名为 iCALM 的基于互联网的心理教育干预措施。

总结

尽管文化、语言、宗教、家庭结构、政府性质、资源和医疗保健系统各不相同，但世界各地患有进展期疾病的患者及其家人的恐惧和希望非常相似。CALM 疗法以适应个人和文化差异的灵活性与适应性帮助患者解决这些感受带来的共同问题。全球 CALM 项目旨在培训多学科的临床医生提供干预措施，并吸引资源和支持，使 CALM 疗法成为全球癌症照护的标准。到目前为止，我们对这个项目的成功感到高兴，而我们的工作才刚刚开始。

参考文献

Aron, L., & Lechich, M. L. (2012). Relational psychoanalysis. In G. O. Gabbard, B. E. Litowitz, & P. Williams (Eds.), *Textbook of psychoanalysis* (2nd ed., pp. 211–224). American Psychiatric Publishing.

Caruso, R., Nanni, M. G., Rodin, G., Hales, S., Malfitano, C., De Padova, S., Bertelli, T., Belvederi Murri, M., Bovero, A., Miniotti, M., Leombruni, P., Zerbinati, L., Sabato, S., & Grassi, L. (2020). Effectiveness of a brief manualized intervention, Managing Cancer and Living Meaningfully (CALM), adapted to the Italian cancer care setting: Study protocol for a single-blinded randomized controlled trial. *Contemporary Clinical Trials Communications*. 2020 Oct 10; 20:100661.

Caruso, R., Sabato, S., Nanni, M. G., Hales, S., Rodin, G., Malfitano, C., Tiberto, E., De Padova, S., Bertelli, T., Belvederi Murri, M., Zerbinati, L., & Grassi, L. (2020). Application of Managing Cancer and Living Meaningfully (CALM) in advanced cancer patients: An Italian pilot study. *Psychotherapy and Psychosomatics*, 89(6), 402–404.

de Vries, F. E., Mah, K., Shapiro, G. K., Rydall, A., Hales, S., & Rodin, G. (2020). Assessing the process of a brief psychotherapy for patients with advanced cancer. (Submitted for publication).

Engelmann, D., Scheffold, K., Friedrich, M., Hartung, T. J., Schulz-Kindermann, F., Lordick, F., Schilling, G., Lo, C., Rodin, G., & Mehnert, A. (2016). Death-related anxiety in patients with advanced cancer: Validation of the German version of the Death and Dying Distress Scale. *Journal of Pain and Symptom Management*, 52(4), 582–587.

Koranyi, S., Philipp, R., Quintero Garzón, L., Scheffold. K., Schulz-Kindermann, F., Härter, M., Rodin, G., Mehnert-Theuerkauf, A. (2020). Testing the treatment integrity of the Managing Cancer and Living Meaningfully psychotherapeutic intervention for patients with advanced cancer. *Frontiers in Psychology*. 2020 Dec 3;11:561997.

Lo, C., Hales, S., Chiu, A., Panday, T., Malfitano, C., Jung, J., Rydall, A., Li, M., Nissim, R., Zimmermann, C., & Rodin, G. (2019). Managing Cancer And Living Meaningfully (CALM): Randomised feasibility trial in patients with advanced cancer. *BMJ Supportive & Palliative Care*, 9(2), 209–218.

Lo, C., Hales, S., Jung, J., Chiu, A., Panday, T., Rydall, A., Nissim, R., Malfitano, C., Petricone-Westwood, D., Zimmermann, C., & Rodin, G. (2014). Managing Cancer And Living Meaningfully (CALM): Phase 2 trial of a brief individual psychotherapy for patients with advanced cancer. *Palliative Medicine*, 28(3), 234–242.

Mehnert, A., Koranyi, S., Philipp, R., Scheffold, F., Kriston, L., Lehmann-Laue, A., Engelmann, D., Vehling, S., Eisenecker, C., Oechsle, K., Schulz-Kindermann, F., Rodin, G., & Härter, M. (2020). Efficacy of the Managing Cancer and Living Meaningfully (CALM) individual psychotherapy for patients with advanced cancer: A single-blind randomized controlled trial. *Psycho-Oncology*, 29(11), 1895–1904.

Nissim, R., Freeman, E., Lo, C., Zimmermann, C., Gagliese, L., Rydall, A., Hales, S., Rodin, G. (2012). Managing Cancer and Living Meaningfully (CALM): A qualitative study of a brief individual psychotherapy for individuals with advanced cancer. *Palliative Medicine*, 26(5), 713–721.

Rodin, G., Hales, S., & Lo, C. (Copyright 2015). *Managing Cancer And Living Meaningfully (CALM) Treatment Manual: An individual psychotherapy for patients with advanced disease.* Canadian Intellectual Property Office. Date of issue: 2015-09-04. Filing date: 2015-09-04; Copyright#: 1124205.

Rodin, G., Lo, C., Rydall, A., Shnall, J., Malfitano, C., Chiu, A., Panday, T., Watt, S., An, E., Nissim, R., Li, M., Zimmermann, C., & Hales, S. (2018). Managing Cancer and Living Meaningfully (CALM): A randomized controlled trial of a psychological intervention for patients with advanced cancer. *Journal of Clinical Oncology*, 36(23), 2422–2432.

Scheffold, K., Engelmann, D., Schulz-Kindermann, F., Rosenberger, C., Krüger, A., Rodin, G., Härter, M., & Mehnert, A. (2017). Managing cancer and living meaningfully: Qualitative pilot results of a sense-based short-term therapy for advanced cancer patients (CALM). *Psychotherapeut*, 62, 243–248.

Scheffold, K., Philipp, R., Engelmann, D., Schulz-Kindermann, F., Rosenberger, C., Oechsle, K., Härter, M., Wegscheider, K., Lordick, F., Lo, C., Hales, S., Rodin, G., & Mehnert, A. (2015). Efficacy of a brief manualized intervention Managing Cancer and Living Meaningfully (CALM) adapted to German cancer care settings: Study protocol for a randomized controlled trial. *BMC Cancer*, 15(1), 592.

Scheffold, K., Wollbrück, D., Schulz-Kindermann, F., Rosenberger, C., Krüger, A., Lo, C., Hales, S., Rodin, G., Härter, M., & Mehnert, A. (2015). Pilot results of the German Managing Cancer and Living Meaningfully (CALM) RCT: A brief individual psychotherapy for advanced cancer patients. BMC Cancer, 15, 592.Statistics Canada. (2019a, August 9). Census profile, 2016 census. https://www12.statcan.gc.ca/census-recensement/2016/dp-pd/prof/details/page.cfm?Lang=E&Geo1=CSD&Code1=3520005&Geo2=CD&Code2=3520&SearchText=Toronto&SearchType=Begins&SearchPR=01&B1=All&TABID=1&type=0 Statistics Canada. (2019b, June 19). Focus on geography series, 2016 Census. https://www12.statcan.gc.ca/census-recensement/2016/as-sa/fogs-spg/Facts-CSDeng.cfm?TOPIC=7&LANG=eng&GK=CSD&GC=3520005

Troncoso, P., Rydall, A., Hales, S., & Rodin, G. (2019). A review of psychosocial interventions in patients with advanced cancer in Latin America and the value of CALM therapy in this setting. *American Journal of Psychiatry and Neuroscience*, 7(4), 108–118.

Tseng, W. S. (2001). *Handbook of cultural psychiatry*. Academic Press.

第二部分

CALM 治疗手册

手册介绍

　　将治疗的基本元素写成文字有利于清晰表达，但也有消除或忽略治疗过程中人文和创造性维度的风险。许多关键的治疗因素——我们对患者的感受，关注的兴趣和注意力，以及理解个体患者的能力——很难在手册中捕捉到。然而，对基本维度及干预作出定义以及介绍的治疗手册增强了心理治疗研究的严谨性，并有助于确保治疗实施的可靠性。在下面的章节中，我们会描述 CALM 疗法的基本要素。我们希望能为患者和治疗师的人文与想象力能力以及 CALM 疗法在不同环境、人群、文化和语言中的适应留出空间。

　　以下章节所描述的 CALM 的一些特征在许多疗法中都很常见；有些甚至是其他治疗方法的焦点。本手册旨在捕捉这些常见的治疗元素，同时也突出关于 CALM 疗法的独特性和特殊性。在某种程度上，CALM 疗法可以被看作技术和方法的集合，因为它的特殊性和独特性主要来自内容和过程的组织方式。正如肿瘤缓和医疗整合委员会最近指出的，CALM 疗法旨在将癌症治疗和缓和医疗相结合，为进展期疾病患者及其照护者交流他们的体验而提供反思的空间，并讨论疾病晚期和进展中的重大决策、压力和适应性挑战。

　　本书的第一部分解释了 CALM 疗法的理论和实证基础，第二部分是临床医生和研究人员的操作指南或手册，以确保在不同设置中 CALM 疗法的完整性和准确性。指南有利于 CALM 疗法在世界不同地区的使用，且将不同环境下的研究结果进行有意义的比较。

　　本手册旨在为培训治疗师提供工具，并为受过培训的治疗师提供参考。对于那些从本书第二部分开始阅读的人，本手册先简要回顾了 CALM 疗法的背景和结构。然后，它解释和阐明了 CALM 疗法的基本要素。然而，请注意，本指南并不能取代治疗师要胜任该模式所需的教学和临床培训。

　　对于这本书和其中的手册，在某些方面我们已经酝酿了十多年。第一个 CALM 治疗手册是作为我们最早的 CALM 疗法初步探究的研究手册的一部分。此后，通过撰写许多研究项目申请和出版物，发表演讲和举办工作坊，我们加深了思考。我们与患者及世界各地的同行一起工作的经验也促使我们更详细地阐述和完善我们对 CALM 疗法的思考。因此，我们开始觉得应该有一个空间可以把它们都放在一起。我们希望这本手册能达到这个目的，并成为 CALM 疗法的指南或地图，尽管我们目前还有很多尚未看到和理解的方面。

第 13 章

CALM 疗法的原理、基础与目标

引言

下文为首次阅读本手册的读者简要概述了 CALM 疗法的基本原理及其建立的基础，并介绍了 CALM 干预措施的总体目标。

CALM 疗法的基本原理

重症或进展期疾病的发生、进展或复发可能会引发急性哀伤反应，包括震惊、怀疑、情感麻木和否认疾病的客观现实。然而，对于进展期疾病的诊断和病程，患者最初和之后的反应取决于他们的心理组织原则、疾病的性质和疾病对个人的意义，以及他们对疾病和其他创伤事件的既往经验。患者常见的感受包括悲伤、丧失、缺陷、孤立、无助，以及自我认同感和个人价值感的损害。即使是先前适应良好，且没有精神或心理脆弱性的人，也可能在严重疾病及其影响之后经历严重的情绪困扰。焦虑是患者被诊断为进展期疾病后最常见的心理痛苦的初始症状（Gurevich et al., 2002，见第 2 章）。随着疾病进展和临近死亡，抑郁则更为常见（Lo et al., 2010），可能被视为终末期常见的痛苦来源，这取决于进展期疾病的多种应激源与个人力量和脆弱性之间的相互作用（Rodin et al., 2009）。

心理治疗是一种缓解进展期疾病患者痛苦并促进其健康的基本治疗方式。由于多种原因，进展期疾病的状况和死亡临近的威胁可能会促进和深化心理治疗过程。肿瘤转移引起的痛苦和失衡可能会增加对于心理支持的动机和需求。对时日有限性的觉察也可能激发处理重要问题的紧迫感。最后，通常对真实性的强烈渴望可能会促进和加深治疗关系。

CALM 疗法的基础

CALM 疗法根植于广泛的理论基础，包括自体心理学、关系理论、依恋理论和存在主义理论。自体心理学认为，自体被定义为主观体验的连续性，是心智的核心结构，心理治疗的核心任务是组织和巩固主观体验（Kohut，1977）。关系理论强调治疗情境的双向性，在治疗中，患者和治疗师共同创造了患者体验的意义和理解（Mitchell，1988）。依恋理论指出，早年与照护者相处的经验巩固了自我与他人关系的认知模式或工作模式，这些模式塑造了与他人的连接感以及寻求、接受或利用支持的能力（Bowlby，1969，1973，1980）。安全依恋是一种倾向性，即个体倾向于相信自己值得被关心，同时相信他人会为自己提供照料。疾病的发作会激活依恋系统，安全依恋的重要性和显著性，以及对无法获得安全依恋的担忧都被凸显出来（见第 4 章）。心理治疗性关系可以增强安全依恋，并有助于进展期疾病患者适应依恋需求的根本变化。

存在主义心理治疗（Yalom，1980）来源于精神分析和人本主义，并受存在主义哲学影响。它关注的是当个体面临死亡、关系、自主和意义等不可避免的人类挑战时所产生的冲突。CALM 心理治疗过程可以帮助个体管理和承受这种冲突引起的情绪困扰，并支持生命后期的心理成长和发展。

CALM 疗法还借鉴了其他结构化的心理干预方法，这些干预被设计用以帮助进展期或危及生命的疾病患者缓解痛苦和建构意义（见第 9 章）。这些干预包括支持—表达性团体治疗（Classen et al., 2001; Goodwin et al., 2001; Spiegel et al., 1981），认知—存在主义团体治疗（Kissane et al., 2003，2004）以及以意义为中心的个体和团体心理治疗（Breitbart et al., 2004）。这些干预旨在聚焦于这些患者的生存、精神或以意义为中心的问题。尊严疗法（Chochinov et al., 2005）是一种个体干预，旨在帮助进展期疾病患者增强意义感和尊严感。在设计上，CALM 疗法的工作范围和目标比这些干预措施更加广泛。它旨在帮助进展期疾病患者应对实际的、关系的和生存的挑战，同时帮助他们继续投入生活。CALM 的目标是同时支持生存和死亡的过程。我们将维持这种二元性的能力称为"双重觉知"（Rodin & Zimmermann，2008）。

CALM 疗法的总体目标

预防和减少心理痛苦，支持"双重觉知"，是 CALM 疗法的主要目标。为实现这一目标，CALM 疗法提供关系支持，帮助情绪调节，并为患者提供机会以反思与其情况相关的不同维度的体验。这些维度在 CALM 疗法中被概念化为：

（1）与医疗保健提供者合作协商，以帮助患者形成治疗决策，优化癌症照护，控制症状；

（2）在疾病进展的情况下，调整自我认同感，重新调整与配偶、家人和重要他人的依恋关系；

（3）回顾以下内容和重新优先排序：意义来源和生命目标；

（4）对未来和死亡的恐惧、希望和担忧。

缓解痛苦症状是 CALM 疗法的一个重要目标，支持心理成长和发展是 CALM 疗法的另一个目标。这与艾里克森（Erikson，1982）的观点一致，即随着智慧的获得，心理成长可以发生在生命的最后阶段。他将智慧定义为"面对死亡时，对生命的了解和超然关注"（Erikson，1982, p. 61）。这与我们的双重觉知概念有很多共同之处（Rodin & Zimmermann，2008）。科拉鲁索（Colarusso, 1992）用斯皮茨（Spitz, 1965）的"心理组织者"（psychic organizer）概念来说明，对时日有限性的觉知，可能会促使个体产生强烈的动机，反思过往及未来的生活。这一点与其他创伤后成长潜能的研究结果一致，包括与癌症和其他危及生命的疾病相关的成长（见第 8 章）。综上所述，这些观点表明，危及生命的疾病可能会引发危机，进而可能引发创造性的改变和成长。

总结

CALM 疗法的理论基础包括关系、依恋和存在理论，以及早期的心理治疗方法。CALM 疗法将癌症照护和缓和医疗相结合，旨在帮助进展期癌症患者尽可能好地生活，同时应对疾病和治疗的挑战。CALM 疗法通过提供关系支持、帮助情绪调节以及提供机会对 CALM 疗法的四个维度进行反思而实现以上目标。

参考文献

Bowlby, J. (1969). *Attachment and loss. Vol. 1: Attachment.* Hogarth Press and the Institute of Psycho-Analysis.

Bowlby, J. (1973). *Attachment and loss. Vol. 2: Separation, anxiety and anger.* Hogarth Press and the Institute of Psycho-Analysis.

Bowlby, J. (1980). *Attachment and loss. Vol. 3: Loss: Sadness and depression.* Hogarth Press and Institute of Psycho-Analysis.

Breitbart, W., Gibson, C., Poppito, S. R., & Berg, A. (2004). Psychotherapeutic interventions at the end of life: A focus on meaning and spirituality. *Canadian Journal of Psychiatry*, 49(6), 366–372.

Chochinov, H. M., Hack, T., Hassard, T., Kristjanson, L. J., McClement, S., & Harlos, M. (2005). Dignity therapy: A novel psychotherapeutic intervention for patients near the end of life. *Journal of Clinical Oncology*, 23(24), 5520–5525.

Classen, C., Butler, L. D., Koopman, C., Miller, E., DiMiceli, S., Giese-Davis, J., Fobair, P., Carlson, R. W., Kraemer, H. C, & Spiegel, D. (2001). Supportive-expressive group therapy and distress in patients with metastatic breast cancer: A randomized clinical intervention trial. *Archives of General Psychiatry*, 58(5), 494–501.

Colarusso, C. A. (1992). *Child and adult development: A psychoanalytic introduction for clinicians.* Springer Science+Business Media New York.

Erikson, E. H. (1982). *The life cycle completed.* W. W. Norton & Company.

Goodwin, P. J., Leszcz, M., Ennis, M., Koopmans, J., Vincent, L., Guther, H., Drysdale, E., Hundleby, M., Chochinov, H. M., Navarro, M., Speca, M., Masterson, J., Dohan, L., Sela, R., Warren, B., Paterson, A., Pritchard, K. I., Arnold, A., Doll, R., O'Reilly, S. E., Quirt, G., Hood, N., & Hunter, J. (2001). The effect of group psychosocial support on survival in metastatic breast cancer. *The New England Journal of Medicine*, 345(24), 1719–1726.

Gurevich, M., Devins, G. M., & Rodin, G. M. (2002). Stress response syndromes and cancer: Conceptual and assessment issues. *Psychosomatics*, 43(4), 259–281.

Kissane, D. W., Bloch, S., Smith, G. C., Miach, P., Clarke, D. M., Ikin, J., Love, A., Ranieri, N., & McKenzie, D. (2003). Cognitive-existential group psychotherapy for women with primary breast cancer: A randomised controlled trial. *Psycho- Oncology*, 12(6), 532–546.

Kissane, D. W., Love, A., Hatton, A., Bloch, S., Smith, G., Clarke, D. M., Miach, P., Ikin, J., Ranieri, N., & Snyder, R. D. (2004). Effect of cognitive-existential group therapy on survival in early-stage breast cancer. *Journal of Clinical Oncology*, 22(21), 4255–4260.

Kohut, H. (1977). *The restoration of the self*. International Universities Press.

Lo, C., Zimmermann, C., Rydall, A., Walsh, A., Jones, J. M., Moore, M. J., Shepherd, F.A., Gagliese, L., & Rodin, G. (2010). Longitudinal study of depressive symptoms in patients with metastatic gastrointestinal and lung cancer. *Journal of Clinical Oncology*, 28(18), 3084–3089.

Mitchell, S. A. (1988). *Relational concepts in psychoanalysis: An integration*. Harvard University Press.

Rodin, G., Lo, C., Mikulincer, M., Donner, A., Gagliese, L., & Zimmermann, C. (2009). Pathways to distress: The multiple determinants of depression, hopelessness and the desire for hastened death in metastatic cancer patients. *Social Science & Medicine*, 68(3), 562–569.

Rodin, G., & Zimmermann, C. (2008). Psychoanalytic reflections on mortality: A reconsideration. *Journal of the American Academy of Psychoanalysis and Dynamic Psychiatry*, 36(1), 181–196.

Spiegel, D., Bloom, J. R., & Yalom, I. D. (1981). Group support for patients with metastatic cancer: *A randomized outcome study. Archives of General Psychiatry*, 38(5), 527–533.

Spitz, R. A. (1965). *The first year of life: A psychoanalytic study of normal and deviant development of object relations*. International Universities Press.

Yalom, I. D. (1980). *Existential psychotherapy*. Basic Books.

第 14 章

CALM 疗法的结构和过程

引言

本章介绍了适合于 CALM 治疗的患者和治疗师的特征，并概述了 CALM
治疗的形式、会谈任务和过程。

CALM 疗法的适用人群

CALM 疗法旨在为有动力接受心理帮助、有意愿并能够参加涉及
内省和情感表达过程的进展期或危及生命的癌症患者而设计的干预方
法。通常，患者的身体和认知能力需要足够好，能够参加大约 45 分
钟的会谈。CALM 疗法是简短的，通常是在三至六个月的时间内，提
供三至六次治疗。如果患者在生病期有一段时间相对健康，可完成治
疗，则可以给患者带来最大的获益。进行 CALM 治疗的最佳时间不是
固定的，因为刚刚获得诊断的患者可能尚未理解自身疾病的意义，他
们的注意力可能会集中在即刻的治疗决策上。患者有动机进行 CALM
治疗的常见时机是，当他们意识到自己处于"临界点"时——通常是

当治疗未能阻止他们的疾病进展时，或出现新的令人虚弱的症状时。在这种时候，人们往往会感到更加痛苦、害怕死亡，并且必须作出重大调整。如果在病程的后期开始 CALM 治疗，患者可能由于身体不适而无法参与，同时，患者投入生活的机会也在减少，因此，CALM 治疗的潜在获益会更加有限。

CALM 治疗旨在帮助患者理解他们的疾病经历。这一方法的依据是：自传式推理，即从纵向角度理解我们自己和我们当前的环境，使我们能够创造一个可以分享的历史，并帮助我们管理困难的生活事件（Habermas，2011；Weststrate & Glück，2017）。参加 CALM 治疗需要患者对心理理解有一定的兴趣或能力，这体现在心智化的概念中（见第 5 章），尽管患者对此的能力或动机存在相当大的差异。心智化是一种反思的功能，指个体有兴趣或能力接受事件和经历可以有多种观点，并反思自己和他人的主观状态（Jurist，2010）。尽管心智化通常被视为一种个人能力，但它也是在关系中出现的一个过程，包括患者与治疗师的关系（Shaw et al., 2020）。

患者的重要照护者会被邀请参加一次或数次 CALM 会谈，以探索在面对进展期疾病时伴侣或家庭的功能。这为治疗带来了另一种视角，使得治疗师能够观察和改善伴侣沟通、相互理解以及合作应对疾病及治疗挑战的能力。当患者拒绝邀请照护者，或者照护者无法或不愿积极参与，或无法忍受对痛苦的交流和反思过程时，可能需要单独的个体 CALM 治疗。

CALM 治疗师

在所有的治疗关系中，CALM 治疗师与进展期疾病患者的治疗关系可能是最亲密和最深刻的。进展期疾病患者所面临的困境是普遍的、不可避免的，给互动带来强烈的痛苦，也通常在患者和治疗师之间建立起亲密的联结。事实上，接受人类死亡的共同经历可能是治疗师投入进展期疾病患者情感世界的先决条件。治疗关系的质量是大多数心理治疗的核心要素，但当患者患有进展期和危及生命的疾病时，治疗关系尤为重要，因为患者的痛苦程度更高，他们需要治疗师具备共情、真诚和真实的情绪。

　　CALM 治疗师的参与可以让患者以一种接近体验的方式被理解，这对双方都可能具有深刻而积极的意义。这与作曲家保利娜·奥立佛洛斯（Pauline Oliveros）所描述的"深入倾听"有很多共同之处，即"在所听到的表面之下深挖……解锁一层又一层的想象、意义和记忆"（引自 Pavlicevic & Impey，2013，p.238）。以这种方式倾听可能会引发治疗师的大量体验，包括哀伤、内疚、悲痛、超然，以及对死亡和生命的意义和目的的反思。在这种情况下，治疗师关注自己的内在生命，通过这种独特的途径理解患者的体验，并创造新的共享体验。这种所谓的分析性第三方（Ogden，2004）可能会改变双方的个体主观性。定期督导是十分重要的，建议 CALM 治疗师定期进行督导，提高治疗技能，更好地管理治疗过程。

　　最好在癌症照护的服务中包含 CALM 治疗，这样能够同时关注疼痛和症状缓解、心理药理学干预、照护者负担以及预立照护计划。CALM 培训已广泛提供给包括心理照护的健康工作者，如缓和医疗医师、肿瘤科医生、心理学家、精神科医生、护士、社会工作者和精神照护提供者。据患者报告，他们通过与治疗师一起工作而有所获益，治疗师是癌症照护的"内部人士"，了解治疗方案和术语，熟悉疾病的过程和实际挑战。

形式

CALM 治疗包括三至六次个体会谈或夫妻会谈，每次会谈大约 45 分钟，在三至六个月中完成。根据患者的需要以及疾病和治疗的临床情况，CALM 会谈的时机和长度可以有所不同。CALM 治疗的四个维度代表了通用性的内容主题，在治疗过程中的某个时刻，患者有机会对它们进行反思（见第 15 章）。在治疗中，这些维度不需要同等的时间和注意力，我们也不认为它们是互斥的。它们旨在为治疗师提供一个总体框架，让他们对进展期疾病患者及其伴侣和家人可能面临的问题和担忧做到心中有数。

一般会谈任务和指南

第一次会谈的任务包括：（a）向患者介绍干预的总体目标、各维度的内容和治疗过程的性质；（b）收集背景信息，包括患者的个人史、疾病的发展轨迹以及他们当前的症状和担忧的本质；（c）建立一种治疗关系和氛围，使患者可以公开谈论他或她的感受，并有机会进行反思（参见附录 G，CALM 首次访谈治疗笔记）。首次访谈的一般准则包括：

- 收集背景信息（年龄、性别、性别认同、婚姻和生活安排、文化背景和身份、家庭成员的直系亲属和亲密的个人关系、当前和过去的工作、经济来源和实际的支持）。
- 核查当前的心理痛苦、幸福感、健康状况、实际支持和应对策略。
- 鼓励患者讲述疾病的故事，从症状出现到癌症诊断、治疗、病程和对未来病程的理解。

- 概述病史和精神障碍史，包括过去的精神医学诊断和治疗（治疗包括其他形式的心理治疗和咨询，以及住院治疗），自伤、自杀史，冲动攻击史，物质使用史。
- 获取个人史和发展史，包括有关早期家庭生活、童年、同一性和关系功能的信息。
- 介绍 CALM 疗法的目标和结构，简要核查 CALM 疗法的四个维度。
- 提供初步商定的对患者背景和未来治疗目标的理解。
- 讨论初步的治疗计划，包括治疗次数和后续治疗安排。
- 邀请主要的家庭照护者（如果他们尚未参加第一次会谈）参加至少一次会谈，处理与癌症患者共同生活中相关方面的问题。某些情况下，配偶或其他家庭成员将参加所有的 CALM 会谈。当关系问题是患者主要的担忧时，在疾病发病前，患者与配偶或家庭成员之间就拥有亲密的合作性关系，以及 / 或者当患者与配偶或家庭成员都能承受对痛苦感受的交流时，联合会谈则最可能获益，并取得最好成效。

中间会谈旨在提供支持性氛围，在这种氛围中，患者可以公开谈论他们的感受，深入探索 CALM 四个维度的内容，促进心智化，以进一步促进双重觉知（参见附录 H，CALM 第 2 至第 8 次访谈治疗笔记）。中间会谈的一般准则包括：

- 核查当前的心理痛苦、幸福感、健康状况，以及患者在治疗和情感痛苦交流中的体验。
- 探索与 CALM 疗法的四个维度相关的体验，包括：
  - 讨论与医疗保健提供者的关系，以及治疗的决策。

- 检查依恋关系，对已存在的或所需要的依恋关系进行重新调整。
- 核查当前满足感和意义的来源。
- 讨论预立照护计划，探索关于死亡和临终的痛苦。

最终会谈的任务是对 CALM 治疗和已经发生的调整以及可能面临的挑战和任务进行反思，会谈的一般准则包括：

- 检查心理痛苦、幸福感和健康状况的水平。
- 总结已经出现的重要主题，以及患者是如何解决这些问题的。
- 探索与治疗结束相关的感受。
- 邀请患者根据可能会出现的需要联系治疗师，进行后续治疗。

值得注意的是，许多 CALM 治疗并没有以正式的最终会谈作为结束。当病程出现平台期时，CALM 治疗可能暂停；随着疾病的发展，当另一个"临界点"出现时，患者可能会恢复治疗。在其他情况下，患者可能会感到不适并且无法返回进行最后一次治疗。患者和治疗师可能没有机会进行结束治疗的最终会谈。

治疗过程

CALM 疗法旨在为患者创造空间来反思四个特定的维度，但该过程是个性化的，以满足患者、家庭和治疗时刻不断变化的需求。一个整体的治疗策略是促进心智化，心智化是一种能力，包括反思情绪状态，区分感受和客观事实，接受对事件的多种观点的可能性。在面对死亡时，这显得尤为重要，以维持和容忍"双重觉知"，从而为疾病进展进行思考和规划，同时保持与生活的联系。当治疗关系为患者和家属提供安全基础时，心智化能力就会得到促进。

CALM 疗法有许多积极的元素，有助于获得好的治疗效果，其中一些元素与其他心理治疗方式相同。这些元素的组合，以及对 CALM 疗法各个维度的关注，构成了 CALM 疗法的独特性。这些治疗性元素包括：

（1）支持性的关系。

对患者的感受能理解和欣赏是 CALM 治疗的基础。通过这种方式，治疗师成为患者旅程的见证人，减少他们的孤立感，帮助他们确认力量，并鼓励使用适应性的应对策略。

（2）真实性。

CALM 治疗的态度是在与患者的关系中保持真挚和诚实，为患者提供榜样，鼓励患者采取类似的态度。治疗师需要经验和判断力来维持专业界限，同时保持相互参与的姿态。治疗师在决定如何回应可能出现的个人问题时必须把握这种平衡，例如"你相信上帝吗？"或者"你的直系亲属是否面临死亡？"

（3）情绪调节。

通过关注患者的情绪状态并表达对情绪痛苦的安慰，治疗师可以帮助患者建立信心和更好的情绪管理能力，目的是支持情感交流并保护患者免受情绪过度唤醒或情绪疏离和麻木。情绪调节对于一位卵巢癌伴有创伤后应激症状的女性患者来说很重要，她经历了强烈的压倒性的情绪状态，情绪干扰了她在 CALM 治疗内外的思考和反思能力。治疗师的参与具有镇静作用，减轻了患者孤立状态的痛苦，并增加了她将情感状态保持在可承受范围内的能力。在其他情况下，治疗师可能会提高患者及其伴侣分享情感体验的能力，接收对方痛苦的能力，形成一个更加有效的交互影响系统（Lo et al., 2013）。

（4）安全依恋的重新调整。

CALM 治疗探索疾病带来的关系调整，以及与这些变化相关的痛苦。此时，配偶关系通常会加深，但由于患者的依赖需求增加、自主能力下降，在这些关系中也可能出现不平衡。倾向于自给自足，以及/或者习惯照护者角色的个体，常常具有回避型依恋类型特点，随着疾病进展，可能会受到日益增长的依赖的威胁。而那些焦虑型依恋的人可能越来越害怕失去支持，回避型依恋的人可能会因为失去自主能力和需要依赖他人而深感痛苦。这些变化触发了重要关系中的不平衡，并产生调整和重新调整这些关系的迫切需要，以重新获得依恋安全。

一名患有进行性胸腺癌的中年男性，他的力量和自我照料能力下降，激发了对依赖感的深切不安。他对自己日益虚弱和依赖他人的最初反应是对妻子的控制欲越来越高，妻子的反应是退缩。CALM 治疗过程使患者能够哀悼他所失去的之前的力量，更开放地表达对妻子的需要。对于这种需要的表达，以及他对妻子的照料的肯定，妻子做出了积极的回应。在之前多年的相处中，他们对彼此有着积极的情感，因此，基于目前的依恋需求，他们能够进行重新调整。

（5）共同创造意义。

在 CALM 治疗中患者可以探索赋予自己生活经历的意义，包括感知到的成功和失败，遭受疾病后的挑战。治疗师能够认可他们对家庭、工作、社会维度的成就的自豪感，也认可失望或遗憾。后者可能涉及目前看来或许永远无法实现的目标或计划，或者过去或现在存在的可能永远无法修复的问题关系。在关于患者的生活轨迹、目标与疾病相关的痛苦以及生命终结的对话中，也可能出现新的意义或可能性。治疗师也许能够与患者合作，为过去、现在或未来的生活创造新的意义，这可能会带来更多的接纳或平静。CALM 疗法能够增强情绪的耐受力，从而促进探索这些问题的能力和意愿。

（6）变化的结构和灵活性。

患者临床状态的波动、症状控制和预后消息可能会极大地改变自我反思的能力或动机。根据患者的身体状况和当前进行的医学治疗，可能需要改变 CALM 治疗的目标，同时调整会谈的内容和时间。当患者正在经历严重的疼痛或焦虑，或处于医疗危机中时，情感探索可能不太可行，甚至应该被禁止。在这种时候，治疗的重点应该是加强适应性应对策略并保持心理平衡。一位女士患有进展期癌症，出现了脑转移，这引发了患者强烈的情绪，包括对意识到自己即将死亡、以及将留下年幼孩子的恐惧。治疗师调整了治疗模式，使其更具有支持性，聚焦于管理无法忍受的情感和依恋安全。

（7）面对治疗的局限和界限。

治疗师愿意面对死亡和痛苦等令人不安的话题，从而给患者提供一个在治疗中对这样的话题进行探讨的机会。治疗师在这个过程中的深度参与要求他们直面死亡和痛苦的恐惧，并接受治疗对疾病结果影响的局限性。在这种情况下，治疗的目标是允许表达对疾病进展和面对死亡的悲伤和焦虑，同时保持希望与士气，并活在当下。在某些情况下，这可能涉及接受不可能实现的、看似至关重要的人生目标。一对夫妻希望退休后能自由生活和旅行，转移性前列腺癌的诊断和进展意味着要放弃这一目标，带着不可避免的失望和遗憾继续生活。这些感觉是深刻的，还可能使他们在制订任何其他计划时感到无力。CALM 治疗师帮助他们重新考虑未来的可能性，并重新制订仍然可能实现的目标。这也反映了一种双重觉知。一位转移性胃肠癌女性患者感到自己被困在不幸的婚姻中，她与丈夫关系疏远，并且丈夫已经与另一位女士发展出亲密关系。在这个困难时刻，CALM 疗法帮助她忍耐这种不可改变的情况，并寻找替代的支持来源。

（8）解释。

传统上，在心理动力学治疗中，解释是指治疗师对患者症状或行为的意义进行理解与说明。近年来，解释的过程被认为是共同创造意义，通过"思想的相遇"（Aron，1996）而实现。它源于沉浸于患者体验中，以及患者和治疗师之间的对话。这些解释是本着合作的精神谨慎地提出的，是一种尝试性的解释。这样的过程可以让患者更深入地了解自己，并考虑以其他可能的方式思考和感受自己和自身所处的状况。一位女性专家患有转移性乳腺癌，她从小到大都是"好女孩"，总是感到自己应该满足别人的期望，现在她感到羞耻和尴尬，担心自己生病会让周围的人失望。当她理解到，她的信念反映了一种思维方式，她的想法未必与他人实际的想法与期望一致，这使她感到轻松很多。以这种方式做出的解释，有助于扩展觉察，考虑替代性的思维方式，反映了心智化的过程（下文以及第5章均有介绍）。

（9）心智化和"双重觉知"。

自我反思和心智化能力的个体差异很大。这些术语指的是对情绪状态进行反思的能力，区分感受和客观事实的能力，接受多种观点的可能性的能力。在进展期疾病的背景下，保持心智化能力是一个巨大的挑战，因为疾病和临近死亡的真实威胁会模糊一个事实：绝望或沮丧是心理建构的结果，或者仅仅是看待他们情况的观点之一。对这些感受的心智化使晚期患者能够维持"双重觉知"，即意识到生活的可能性的同时，也意识到死亡的必然性。通过理解和认可患者的体验，同时考虑患者对无可争议的可怕预后产生多种心理反应的可能性，CALM治疗师促进了患者的"双重觉知"。看似矛盾的是，明确疾病独特的个人意义，也同时突出了以其他方式思考和感受的可能性。

（10）结论。

大多数参加CALM治疗的患者都完成了三至六次治疗。尽管当危机持续时，CALM治疗的时间可能会延长，或者在疾病处于稳定、更加慢性的阶段，治疗可能会暂停，但这些患者通常不想要更长期的治疗。在许多情况下，最后一次 CALM 会谈的时间是由患者和治疗师共同决定的，并邀请患者将来有需要时再和治疗师合作。某些情况下，在治疗中安排告别的时间是很重要的，但应根据患者的意愿进行，并且要澄清，告别并不意味着"放弃"或无法进行后续治疗。在许多情况下，死亡或疾病的快速进展可能会突然发生，所以治疗没有一个正式的结束。一位转移性前列腺癌患者对突然的结束感到害怕，他将自己的处境比作一部西部老电影的情节，"马车围着我们转，我们被包围了"。对这些问题的讨论可能具有治疗意义，在患者非常接近死亡的时刻，可能会发生富有成效和令人投入的会谈。

总结

本章介绍了 CALM 疗法的结构、形式和治疗过程的基本元素。CALM 培训和督导可以帮助治疗师掌握有关技术，以整合这些主题和元素，并根据患者不断变化的需求进行调整。

参考文献

Aron, L. (1996). *A meeting of minds: Mutuality in psychoanalysis.* Relational Perspectives Book Series 4. The Analytic Press.

Habermas, T. (2011). Autobiographical reasoning: Arguing and narrating from a biographical perspective. *New Directions for Child and Adolescent Development*, 2011(131), 1–17.

Jurist, E. L. (2010). Mentalizing minds. *Psychoanalytic Inquiry*, 30(4), 289–300.

Lo, C., Hales, S., Braun, M., Rydall, A. C., Zimmermann, C., & Rodin, G. (2013). Couples facing advanced cancer: Examination of an interdependent relational system. *Psycho-Oncology*, 22(10), 2283–2290.

Ogden, T. H. (2004). The analytic third: Implications for psychoanalytic theory and technique. *The Psychoanalytic Quarterly*, 73(1), 167–195.

Pavlicevic, M., & Impey, A. (2013). Deep listening: Towards an imaginative reframing of health and well-being practices in international development. *Arts & Health*, 5(3), 238–252.

Rodin, G., & Zimmermann, C. (2008). Psychoanalytic reflections on mortality: A reconsideration. *Journal of the American Academy of Psychoanalysis and Dynamic Psychiatry*, 36(1), 181–196.

Shaw, C., Lo, C., Lanceley, A., Hales, S., & Rodin, G. (2020). The assessment of mentalization: Measures for the patient, the therapist, and the interaction. *Journal of Contemporary Psychotherapy*, 50(1), 57–65.

Weststrate, N. M., & Glück, J. (2017). Hard-earned wisdom: Exploratory processing of difficult life experience is positively associated with wisdom. *Developmental Psychology*, 53(4), 800–814.

第 15 章

CALM 疗法的维度

引言

本章描述的四个维度代表了所有患者在 CALM 中都有机会解决的一般主题内容。初始会谈用于简要地探索每个维度，并确定最紧迫或最有问题的维度。每个维度并不一定得到同等的时间关注，也不一定相互排斥。访谈中或访谈间，治疗经常游走于这些相互关联的维度。在最初的三至六次会谈后，可以根据需要提供后续会谈以推动治疗，并可以集中关注当下最需要关注的维度。

接下来我们将探索每个维度的目标，包括启动探索这些维度内容的提示，以及结合维度内容和治疗过程元素的案例示范。

维度 1：症状管理及与医疗保健提供者的沟通

本维度的一般目标是：

（1）探索患者的症状体验、一般功能以及与医疗团队成员的关系；

（2）支持和鼓励患者积极参与医疗过程，包括了解疾病与医疗保健提供者沟通、建立合作关系，以控制症状和作出医疗决策。

症状管理及与医疗保健提供者的沟通

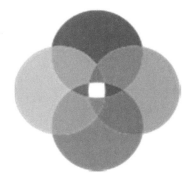

精神追求及意义感和目的感

个体关系的变化

未来、希望和死亡

图 15.1　CALM 维度

From "Managing Cancer and Living Meaningfully (CALM) Therapy," by S. Hales，C. Lo，and G. Rodin，in J. C. Holland，W. S. Breitbart，P. N. Butow，P. B. Jacobsen，M. J. Loscalzo，& R. McCorkle (Eds.), Psycho-Oncology (3rd ed., p. 487, Figure 62.1), 2015, Oxford University Press. 版权为牛津大学出版社所有。经 PLSclear 许可转载。

建议探讨的问题：

- "告诉我你迄今为止的癌症诊断和治疗经历。"
- "你对所接受的医疗服务感觉如何？"
- "你和医疗团队的关系怎么样？你能描述一下你满

意的地方和你可能不太满意的地方吗？"

- "你能在多大程度上向医疗团队表达你的问题和担忧？"或"你觉得在多大程度上被你的医疗团队倾听？"
- "最近你的身体状况怎么样？"
- "你对目前癌症治疗计划有些怎样的了解？"

了解疾病和管理症状：了解疾病并学习有效管理疾病的过程需要时间。帮助患者了解医生和其他医疗保健提供者提供的信息或从其他来源（如家人、朋友和互联网）获得的信息，会使患者受益。在被诊断为癌症或其他严重疾病后，解除误解或非适应性认知会特别有价值，因为良性或偶然的身体症状或医学检查异常通常也会引发严重的焦虑和担忧。帮助患者区分是由癌症及其进展引发的症状，还是由于偶发的躯体症状或治疗毒性引起的症状，有助于缓解心理痛苦。治疗师也可能在帮助患者思考与理解他们希望从医疗保健提供者那里获得的信息，特别是与了解他们的疾病状况和治疗决定有关的信息。

‖案例 1‖

一名乳腺癌骨转移的女性反复经历了严重的焦虑和骨疼痛，且焦虑和骨痛经常一起出现。

患者："我不知道我怎么了。我之前都挺好的，但现在我感到自己要崩溃了，经常哭。最近我的左腿很痛。我不知道为什么，我也不知道该怎么办。"

CALM 治疗性回应："在你的医疗团队中，你能联系谁对这种疼痛进行进一步的检查并缓解疼痛？""对你来说，让你的医疗团队知道这些症状有什么困难？"然后说，"你曾告诉我，你的焦虑通常是由身体痛苦引起的。你的痛苦引发了你什么想法？"

治疗策略是帮助该患者考虑如何管理她的身体症状，并寻求适当的帮助来缓解症状。另一个目标是探索这些症状对她的潜在意义，其中可能包括担心疾病恶化，她逐渐死亡，或者她将因疼痛而致残并更依赖照护者。这种干预措施可以帮助患者感到被理解，并考虑其他可以管理身心痛苦的可能性痛苦。

不符合 CALM 治疗的回应："你应该给放疗科肿瘤医生打电话。他们以前也给你做过放疗，之前也能缓解你的症状。你可能太过担心了。"

虽然治疗师可能打算通过提供安慰来减少患者的焦虑，但这种反应可能会被体验为对患者感受的沉默或无视，而不允许进一步探索或理解情绪反应的原因。此外，治疗师提供的这种解决问题的方式可能会干扰患者成为管理自己癌症症状的积极参与者。最后，治疗师似乎认为这种症状将再次轻易被治愈，但情况可能是，也可能不是这样。

支持医疗决策：对许多患者来说，关于开始、继续或停止医疗治疗的决定是令人痛苦和困难的，特别是随着疾病的进展和一线治疗的失败。患者可能会从探索与他们的治疗选择相关的感觉中获益，因为通常在肿瘤诊室里没有足够的时间或空间进行这些思考。在此类谈话中，重要的是探讨接受或拒绝进一步治疗的决定在多大程度上代表了经过深思熟虑的个人决定，还是对治疗方案或风险和益处的误解，或是感到来自家庭、亲人或医疗保健提供者的压力而作出的决定。在这种情况下，心理治疗具有特别的价值，它为患者提供了一个探索他们对治疗的想法和感受的机会，而不受他们的家人、朋友和医疗服务团队的反应或关注的影响。治疗师对待患者生活的决定应保持中立的态度，这是一直以来心理治疗应保持的立场，但在面对进展期疾病患者做治疗或其他生活方面的决定时，保持中立可能更困难。患者可以凭直觉了解治疗师的态度或观点，即使他们没有明确的表达。与其试图维持一种中立的假象，治疗师有时可以将他们对这个问题的态度定位为许多关于治疗决定的观点中的一种。在某些情况下，与治疗师表面上没有任何意见相比，这是一个更现实的立场。

‖案例2‖

我们从一位67岁的进展期癌症患者身上可以明显看到探索治疗选择的益处。已经成年的儿子坚持让她寻求进一步治疗，而她觉得进一步治疗不会有效，反而会限制她在剩下的时间里从事有意义活动的能力。然而，在很长一段时间里，她内心对是否继续这种干预感到矛盾。当她的医疗保健提供者提出进一步的治疗时，她很难作出自己的决择。在所接受的干预措施中，她没有发现任何一种干预对自己有帮助，但她又想成为一个遵从医疗建议的"好患者"。她不想放弃任何延长她生命的可能性，但她也担心追求这些选择可能会让她失去过有意义生活的能力。当她与儿子讨论这个问题时，她发现他对进一步化疗的关注更多的是出于他的痛苦，而不是希望她得到更系统性的治疗。当这一点被澄清时，她的儿子能够接受母亲不继续治疗的决定，并表达出她对他有多么重要。

‖案例3‖

一位三个孩子的父亲最近被诊断患有转移性肾癌，且可能预后不佳，但他的癌症医疗小组提供了化疗方案。患者的父亲是一名外科医生，他鼓励患者继续接受化疗，而患者的妻子是一名辅助医学执业医生，建议他去墨西哥进行维生素注射干预，而不是化疗。

患者："我真的感到被撕裂了。以我的处境，你会怎么办？"

CALM治疗性回应： 治疗师可以诚实地表达他们不知道自己会如何选择，或者表明他们的倾向。然而，最重要的是鼓励患者探索自己

对决定的感受，比如说"你告诉我你的医生、你的父亲和你的妻子的想法，你也想知道我的想法，但似乎最重要的是我们探索这些选择对你意味着什么。你对它们的风险和好处有什么样的了解，它们会唤起你什么感受？"

治疗策略是鼓励患者反思他对该疾病的理解，以及不同治疗选择的潜在风险和好处，包括帮助他考虑他所经历的与治疗决定相关的情感体验，平衡自己的各种想法后作出最终决定。个体作出治疗选择的意义，可能已经被个体觉知，也可能没有，也可以被阐述和理解为对这些治疗方案的风险和益处的多种观点之一（例如，"接受化疗意味着再次屈服于父亲"或"拒绝辅助治疗对我妻子来说就像拒绝她所主张的一切"）。

不符合 CALM 治疗的回应："如果肿瘤科医生认为化疗没有帮助，他们就不会给你提供化疗方案。我认为为了你和你的孩子们，你应该多考虑有更多证据支持的治疗方法。"

治疗师可能对已确立的癌症治疗方法有更大的信心，或者在哲学上与他们自己医院的医生提供的方法更一致。然而，这位年轻的患者——作为父亲、丈夫和儿子——可能很难找到自己的位置，因为他和他的家人关系重大，而且他不清楚自己想要什么。过快与癌症治疗团队达成一致意见的治疗师可能会使事情进一步复杂化。探索患者决策的关系维度，可以允许他从多重和相互冲突的意见中解脱出来，这样他就可以根据自己的个人价值观和优先事项，考虑每个人的意见，并作出治疗决定。

‖案例 4‖

一名转移性卵巢癌女性患者已开始出现胸膜积液相关的显著症状，需要更多地关注疼痛和症状管理，这表明其病情在进展。肿瘤学小组建议转诊到缓和医疗中心，但患者坚决拒绝了。

患者："我不同意接受缓和医疗。对我来说，缓和医疗意味着放弃。"

CALM 治疗性回应："肿瘤医疗团队建议让您接受缓和医疗对您来说意味着什么？"以及"从您对缓和医疗团队的理解来看，他们会做什么？"

治疗策略是鼓励患者反思转诊到缓和医疗的个人意义。探索或心智化这种转诊的意义，命名和正常化她的焦虑具有平静安抚的效果；这允许她重新考虑她的信念，即转诊到缓和医疗等于放弃。治疗师能够解释，患者被转到缓和医疗团队可以进行不同阶段的疼痛和症状管理，他们对疼痛和症状的积极干预并不等同于"放弃"。对生命末期进行规划是为了确保她未来的照护将符合自己的愿望，并可以有积极的方法来优化她目前的生活质量。最终，这名患者同意去缓和医疗团队，并能够接受症状控制措施和预立医疗计划，而不再感到极度焦虑。

不符合 CALM 治疗的回应："这要由你自己决定。如果你想看看缓和医疗团队，请告诉我们。"或者"如果你不接受他们的建议，缓和医疗团队也很难帮助你。"

虽然这位治疗师可能打算支持患者的决策自主性或鼓励她接受合理的医疗建议，但这些方法可能会关闭情感探索以及处理转诊到缓和医疗所产生的恐惧的机会。

与医疗保健提供者建立合作关系：患者和治疗医生或肿瘤科医生的关系，作为信息、指导和支持的来源，往往是非常重要的。若医疗保健提供者被认为是不可靠的，连续性照护中可能发生的失误，以及医疗服务资源的局限性，都可能对患者及其家属构成威胁。这种被感知到的混乱可能会激发与依恋相关的对依赖、负担、拒绝或遗弃的恐惧。患者对此的回应可能是退缩，加强寻求帮助，或是处于寻求和拒绝帮助的矛盾状态，这可能会进一步导致与医疗服务团队的关系复杂化。对患者的经历的共情性理解有助于支持或修复被中断的治疗联盟。在这种情况下，治疗师必须努力保持中立，并准备好充当患者和其他照护者之间的代言人或调解者。

‖案例 5‖

一名来自农村社区的男子最近被诊断为转移性咽癌，他称自己很独立，以前非常健康，几乎没有就医经历。医生给他开了一种化疗和放疗相结合的治疗方案，要求他从家庭农场搬到城市接受几周的日间治疗。

患者："我觉得这家医院就像一个大传送带，我需要闭嘴并继续下去，要么就别回来。"

CALM 治疗性回应："听起来你感觉这个地方像一台无情的机器。你希望别人怎样对待你？"

治疗策略是帮助患者了解自己对与医疗团队的关系的体验和期望，并考虑对其困境的实际解决方案。基于他对大城市生活的总体感受以及当前设置中人文价值的丧失，他对医疗服务缺乏人情味的本质感受得到了认可和理解。治疗师肯定了他对大型治疗中心可能导致的个性丧失的反应，并通过其他方法来解决与家庭之间的潜在隔离。随后他与医疗团队交流了他的体验，这使他放心地认识到，医疗团队关注的是他是一个完整的人，并为他关切的问题提供了切实可行的解决办法，其中包括在化疗期间协助运送他往返农场。

不符合CALM 治疗的回应："我相信你的医疗团队真的很关心你。"

虽然治疗师可能打算用这句话来安慰患者，但患者会感到被轻视，并不能促进患者对自己的经历或他人反应的假设进行心理化或反思。最后，这并不支持患者发展出一种更具合作性的护理方法，从而改变他最初的假设。

维度 2：自体以及与亲密他人关系的变化

该维度的一般目标是：

（1）共情性地探讨患者在进展期疾病背景下与亲密朋友和
家人关系的体验；

（2）促进理解疾病和治疗对患者自体概念及与亲密他人关
系的影响；

（3）探讨关于依赖和照料的焦虑与冲突，以及在面对进展
性疾病时接受支持的障碍；

（4）如果可行，可与主要照护者进行联合会谈，探讨关系
动力，并支持夫妻对未来可能会遇到的困难进行预测
和准备。这可能包括需要注意孩子和其他家庭成员的
需要与体验。

建议探讨的问题（与患者和／或照护者）：

- "告诉我你们的关系是什么样的？""你有什么顾
  虑？"
- 如果需要更多的细节，你可以问"你倾向于自力更
  生，还是在有压力时能够依赖他人？"
- "你有没有发现癌症改变了人们对你的态度？如果
  有，那是什么样的？"
- "你生病了，希望别人怎么对待你？"
- "癌症对你的伴侣（或其他主要照护者）有何影响？"

- "得癌症对你的孩子有何影响？"
- "自从癌症发生以来，你的家庭发生了什么变化？"
- "你在家里谈论癌症吗？"如果有的话，可以继续
  提问，"你们讨论了什么？你们不讨论什么？是否
  有用？"

接受和提供必要的照护和支持：进展期疾病往往会导致家庭劳动分工、经济责任、养育角色以及情感和身体亲密性发生巨大变化。许多进展期患者可以灵活地从所爱的人那里寻求和获得想要与需要的情感以及实际支持。然而，在某些情况下，依恋恐惧会干扰向照护者寻求或获得支持的能力，并可能引发他们不想要或令人不安的反应。识别和知悉患者及其照护者的依恋需求，以及两者可能需要的调整，有助于恢复这些关系中的平衡和相互支持。如果不能解决关系问题和困扰，可能会增强患者的孤立感，并诱发抑郁症或加重抑郁症状。

‖ 案例 1 ‖

一名患有转移性肺癌的女士正在进行化疗。她常常担心自己无法得到支持或被遗弃，这反映出她属于焦虑依恋类型。她多次打电话给她的肿瘤专业团队，询问并要求进行更频繁的预约。肿瘤专业团队对这位患者的要求越来越感到沮丧，尽管她不断地得到安慰，但仍然无法感到平静。

患者："我不认为我能撑得过剩下的化疗。我觉得我需要的可不止六次治疗那么简单。"

CALM 治疗性回应："我注意到你经常怀疑自己的应对能力。是什么让你觉得自己无法应对呢？"然后，"我看到你已经完成了一半的化疗。""到目前为止，是什么帮助你做到了这一点呢？"

治疗策略是对患者的需要感受提供共情性地理解，并探索她对被遗弃的焦虑，同时试图识别这名患者的适应性力量，从而建立她对自己的应对和支持系统的信心。

不符合 CALM 治疗的回应："CALM 治疗项目只允许提供六次治疗，所以您必须在剩下的时间内充分利用我们"或"不用担心，我可以根据您的需要安排尽可能多的治疗时数。"

治疗师可能试图在可以提供的照护方面设定现实的限制，或以无限的承诺保证患者得到支持。然而，这些方式将这名患者关于她在未来无法应对的焦虑视为事实，无助于她在面对困难时对自己的强烈治疗需要的倾向和对自己的内部资源缺乏信心进行反思。

‖案例 2‖

一名转移性前列腺癌患者因最近的身体状况下降而被转介接受缓和医疗。他属于一种回避型的依恋类型，其特点是僵化的自我依赖和将痛苦最小化。缓和医疗小组一直担心他最近的抑郁症状、社交退缩和绝望感，并鼓励他寻求心理治疗的支持。

患者："我真的不确定是否应该来接受心理治疗。谈论它对我的处境会有什么影响呢？"

CALM 治疗性回应："谈话可能不会改变你的疾病，但你有没有发现把你的感受表达出来是有帮助的呢？"另外，"随着疾病的进展，你有没有发现独自应对会变得越来越困难呢？""你能想象和我谈论你的处境会有助于缓解你的悲伤和孤立感吗？"

治疗策略是一种好奇心，探索对情感交流和支持的怀疑与希望。矛盾的是，对感情表达的怀疑和恐惧可能标志着有意义的参与的开始。

这也可能引发患者对生活中的其他关系模式，以及获得适当支持障碍的探索。非侵入性和隐含的支持并不意味着虚弱或完全丧失个体独立性，而是有助于逆转患者的防御性撤退和导致其抑郁症状的一系列后果。随后对患者的依恋关系的重新调整讨论可能使他能够更好地接受支持，保留自己的自主权，并且不太可能把力量和弱点视为对立属性。

不符合 CALM 治疗的回应："是的，没错，言语不能改变发生在你身上的事情"或"你不能把一切都藏在心里，谈论你的感受可能会让你释放。"

对于第一个反应，治疗师可能试图共情患者的经历，而不是夸大短期心理治疗所带来的好处，但它把患者的理解视为事实，即分享经验不能提供任何缓解。第二个回应与第一个回应相反，表达了治疗师对心理治疗关系潜在益处的信念，但不允许探究患者的个人担忧和犹豫。

‖案例 3‖

一名患有转移性宫颈癌的女士最近完成了一个化疗疗程。她属于焦虑型依恋类型，强烈表示需要别人的支持，并担心无法得到支持。最近的计算机断层扫描（CT）检查结果显示她的疾病恶化了，她也因此两次错过了之前预定的 CALM 会谈，几周后，她参加了 CALM 会谈。

患者："我一直感到不知所措。没有人在帮我。"

CALM 治疗性回应："当你收到那些令人不安的 CT 结果时，你取消了我们的几次会谈。那么，是什么阻止了你来参加我们的会谈呢？"

治疗策略是承认患者的痛苦，并探索她的矛盾的关系倾向：从关系中撤退，同时又有强烈的支持需求。

不符合 CALM 治疗的回应："如果您没有定期参加 CALM 会谈，我该如何帮助您呢？"

虽然治疗师可能试图鼓励患者参与治疗，但这种说法并没有共情理解患者的经历，容易被患者理解为被批评或拒绝，实际上减少了她在未来痛苦时去找心理治疗师的可能性。

在 CALM 会谈中与照护者合作：CALM 治疗的一个重要的方面是邀请患者的主要照护者参加一次或多次 CALM 会谈。向患者强调，这是 CALM 治疗的常规操作，尽管患者可以决定是否以及何时邀请照护者。CALM 联合会谈的目标是为患者和照护者的个人以及共同观点提供另一种视角，并加强双方关系的凝聚力和支持。联合会谈的方法包括探索关系历史和共同管理过去的危机，鼓励共情理解和心智化对方（例如，"你认为你的丈夫／妻子正在感受或思考什么？"），以及承认共享和非共享的经验。这些共同会谈的目的是促进更好的相互协调，并帮助修复由疾病引发的依恋关系的中断或破裂。可能鼓励患者和照护者作出小调整，考虑新的照护或者可能会增加关系中促进支持感的照料行为。

║案例 4║

一对结婚 10 年的夫妇，除了共同利益以外，他们在生活和事业上彼此长期独立。当患者的转移性黑色素瘤使得他需要更多的情感支持时，他的伴侣为他作了安排，以获取个体社会心理支持服务。

患者："我不认为我需要治疗师。实际上我主要是担心我的妻子，我认为她才是需要去看治疗师的那个人。你能和她谈谈吗？"

CALM 治疗性回应："是什么让你担心她呢？你认为她在想什么、她感受到什么？"随后，"有趣的是，你们二人都很担心对方。你愿意接受邀请与她一起参加我们下一次的会谈，来谈谈你们作为一个家庭要如何应对吗？"

这一治疗策略是鼓励患者共情地考虑妻子的感受，并将癌症重构为一个共同的问题，尽管这一问题为夫妻二人带来的挑战不尽相同。通过共同出席会谈，他们可能会从关系中获取更大的协调和支持，这将在CALM治疗完成后很长一段时间内令他们双方获益。

支持儿童和其他家庭成员：对于患者和照护者而言，一个常见问题是如何告诉儿童和其他家庭成员有关疾病的信息，何时告诉他们，以及如何在整个疾病过程中支持他们。在某些情况下，对临终和死亡的恐惧可能会导致回避讨论该疾病，而在其他情况下，恐惧可能会导致对于这个话题的可怕反刍。尽管疾病和治疗的效应越明显，就可能越需要进行讨论，CALM方法并没有指定何时如何，或是否应该在家庭中传达预后信息。与儿童和其他家庭成员的这类讨论可以从询问他们对患者病情的了解以及他们想知道什么开始。一般来说，关于这些的讨论最好被视为一个过程，而不是一个单一事件，告知患者这些也可能使患者受益。CALM会谈内的反思包括考虑儿童和其他家庭成员的观点与需求，以及对更公开的交流抱有怎样的恐惧和担忧。当这些对话实际发生时，可以鼓励父母适应孩子或家庭成员的反应，使他们能够在孩子或家庭成员准备好时保持一种灵活的立场和交谈的意愿，并表达他们将提供支持。

‖案例5‖

一名患有转移性结肠癌的已婚男性有一个6岁的儿子，他和妻子在他最初获得诊断和接受手术时告诉了儿子他患癌的事，但没有让儿子知道癌症的复发和化疗。

患者："我不禁在想'这又有什么意义呢？'他最终还是要应对这件事，但我觉得没有理由现在就吓到他。"

CALM治疗性回应："在你看来，你的儿子认为你出了什么问题？""如果你告诉他复发的事，你担心会发生什么？"

治疗策略是鼓励患者反思他们决定不告诉儿子背后的原因，并帮助他们区分自己和孩子的情绪。帮助这些父母管理自己在与儿子进行讨论时的焦虑，可能是在与儿子进行有益沟通之前先要做的事。这种讨论可以从询问他们的儿子对情况的理解以及他可能想要哪些更多的信息开始。

不符合CALM治疗的回应："孩子们知道的通常比你想象的要多。你需要公开谈论在你身上所发生的事情，来帮助他应对他的感受。"

尽管治疗师可能认为在家庭中开放地交流癌症情况对孩子最为有益，但采用这种指导性的方法却无法体现治疗师对父母对于开放交流有所顾虑的理解，也无法促进他们探索适合他们的价值、偏好和担忧的方法。

维度3：精神追求、意义感和目的感

本模块的总体目标是：

（1）共情地探索患者的精神或宗教信仰以及当前生活的意义和目的的来源；

（2）根据患者的生活经历、个性，和疾病及症状的性质和进程，帮助患者理解其患病经历；

（3）支持叙事性回顾，帮助患者识别他们感知到的生命中的成就、传承、遗憾和失望；

（4）帮助患者反思并重新考虑他们在面对有限的余生时的优先事项和目标。

建议探讨的问题：

在进展期疾病几乎所有的维度中都涉及了对意义和目的的思考，但有时还是需要具体的探索才能加以解决。这些问题似乎最不可能由CALM治疗中的患者提出，也可能不会在没有明确提示或询问的情况下得到解决。一些具体的试探性询问包括：

- "你怎么理解在你身上发生的事？"
- "生命中什么对你而言是重要的？" "你最骄傲的是什么？有过失望或遗憾吗？"
- "自从你生病后，你的优先事项或价值观是如何变化的？"
- "你觉得是什么给了你的生命最大的意义？"或"你依靠什么获得最多的支持？"
- "精神追求或宗教在你的生命中重要吗？"如果重要，"它现在对你来说意味着什么？"

理解痛苦和临终的个人意义：意义建构是人类的一种适应性反应，以帮助管理可怕且看起来无法控制的事物。这可能有助于解释为什么精神追求和意义、目的感在许多人接近生命终点时变得重要（LeMay & Wilson，2008）。对一些人来说，疾病和死亡的危机导致了长期持有的宗教或哲学观点变得更加强烈。对其他人来说，它引发了对"为什么是我？" "接下来会发生什么？"和"为什么我的家人必须受苦？"等问题的痛苦的斗争。一位患有进展期癌症、一生行善积德的患者说："上帝应作出解释，一些非常严肃的解释。"另一位患者则恳求上帝不要通过使她的病情恶化来惩罚她。通过探索患者如何理解他们的处境，治疗师可以促进和支持意义建构，帮助患者适应并应对他们可控范围之外的情况。

‖案例 1‖

一位患有转移性乳腺癌的女性最近退出了针对乳腺癌患者的一个支持小组。

患者："如果再让我听到因为患癌而因祸得福的故事,我会尖叫。"

CALM 治疗性回应："癌症的经历是高度个人化的。癌症对你的人生观有哪些影响?"

治疗策略是帮助这位患者创作关于癌症及其对她的意义的叙述,包括多重个人经历和观点的可能性,而不是引出一个更积极的观点,或者认可她的负面观点。

不符合 CALM 治疗的回应："是的,癌症是一种可怕的疾病。糟糕的是,我们不能在支持小组中承认和谈论这一点。"

虽然这位治疗师可能打算共情这位患者,并认可她的经历,但这种反应阻止了对癌症的多种可能意义的反思。

评估面对进展期疾病的优先事项和目标:随着疾病的进展,之前的重要目标和活动,特别是那些与体力和生产能力有关的目标与活动,可能再也无法实现或保持它们的意义(Yalom,1980)。患者所感知到的时间缩短了,产生了如何使用剩余时间的问题,这可能需要重新考虑生活的优先事项和目标。帮助患者在当下更有意义地生活,可以减轻、甚至避免疾病进展带来的抑郁情绪。

‖案例 2‖

一位男性被诊断为转移性食管癌,他有三个孩子。他描述了长期无法兼顾家庭需求和更充分地投入钟爱的音乐创作梦想的感受。这种冲突导致了一种不满情绪和"在各方面都失败了"的感觉。他被告知他的病情已经恶化,虽然肿瘤治疗团队清楚目前的治疗无法减轻他的病情,但他患病前的良好健康水平让工作人员感到乐观。肿瘤团队告诉他，化疗可能让他获得几年的良好生活质量。

患者："我想这是钉在我音乐生涯棺材板上的最后一颗钉子了，还有我的孩子们，唉……我只能看到我在餐桌旁的空椅子。"

CALM 的治疗性回应："我能理解你所说的一切都失去的感觉，你的梦想还没有全部实现。"然后，在探索了这些感觉之后，"如果你剩余的健康时间确实有限，你想怎样使用它呢？"

治疗策略是先承认面对丧失的哀伤，这包括未完成的、成为"完美"的父亲和多产的音乐家的梦想。然后，通过开始对新的优先事项和目标的反思，治疗师创造了一个空间，在这里患者可以在余生有限的前提下计划如何过有意义的生活。这位患者随后表达了他开始重新致力于做父亲并花时间陪伴孩子们，并觉得癌症使他能够将一些空闲的时间集中花在他的音乐上。这样做的结果是，他重新参与家庭生活，并在接受化疗期间度过了一段多产的创作时期。

不符合 CALM 治疗的回应："我们都必须面对这些限制。这是人类的境况。不过，做一名丈夫和父亲已经是有意义的成就了。"

虽然治疗师可能打算与患者一起将死亡的现实看作一个有限的结局，但这种说法并不能认可患者对悲伤的表达。此外，它取代了患者自己对目标的反思，并预先假设了对家庭的承诺和奉献应该被体验为有意义的事。

维度 4：为未来、希望和死亡作准备

本模块的总体目标是：

（1）共情地探索患者对未来的态度，及对进展期疾病的希望和恐惧；

（2）支持和鼓励患者承认预期的恐惧与焦虑，并帮助维持生与死的平衡；

（3）参加预立照护计划、生命终结，和死亡准备。

建议探讨的问题：

- "当展望未来时，你看到你的前面是什么？"
- "你思考临终或死亡的问题吗？"如果是，"你思考了什么？"如果有临终和死亡痛苦的思考，"你对临终和死亡最大的恐惧是什么？"
- "有什么可以帮助你为未来的事情作好准备呢？"

承认预期恐惧："积极思考"治愈或减缓疾病进展的力量，经常被社区、媒体甚至医疗机构吹捧，尽管科学的证据不足以支持这一观点（Garssen，2004; Goodwin et al., 2001）。完全积极的思考几乎不可能在进展期疾病进展的背景下持续下去。当这些个体的希望不是基于可能被粉碎的错误期待时，它是最安全的。随着疾病的进展以及症状和残疾的加重，回避策略变得难以维持。来自家人、朋友或医疗提供者的"积极思考"压力可能会让患者和照护者的恐惧被压制或忽视，使他们感到孤立无援。对许多患者来说，在CALM治疗中公开谈论临终和死亡的机会，将他们的恐惧正常化，可以带来深刻的认可和平静。

‖案例1‖

一名淋巴瘤女性患者在干细胞移植后复发，正在接受缓和医疗放射治疗。

患者："现在最让我害怕的是以'坏死亡'的方式死去。"

CALM 治疗性回应："对你来说，'坏死亡'会是什么样的？"然后，在探索了她的恐惧之后，"你现在能做些什么来避免那种死亡？"

治疗策略是让这位患者理解，当她想到临终和死亡时，是什么让她感到恐惧。治疗师提出对这个话题进行反思的意愿，这个话题可能会在患者或他人身上产生恐惧感，而无法单独或与家人一起轻松讨论。然后，治疗师转而帮助她考虑实现"好的死亡"或"足够好的死亡"策略。这可能会产生更大的控制感，使患者平静下来，并可能围绕预立照护计划和死亡准备展开实际的讨论。

生与死的平衡：进展期疾病患者的照护者存在一个共同困境，即是否以及何时挑战或探索患者所谓的疾病否认（Rodin & Zimmermann, 2008）。在某些情况下，疾病否认实际上体现了当前生活的高度重要性，源于个体对预后的敏锐认识，而不是源于拒绝考虑预后。在其他情况下，不愿考虑疾病的阶段或症状的严重程度可能体现为延迟寻求帮助或缺乏对疾病进展和生命结束的计划。尽管拒绝和回避都具有适应性功能，但当它们干扰合适的治疗或必要的个人任务，如安排遗嘱或解决个人财务问题时，治疗应探索它们的意义和后果。在其他情况下，对死亡的关注可能会干扰维持有意义地参与生活的能力。CALM 治疗的一个重要目标是帮助进展期和危及生命的疾病的患者维持生与死的平衡。这种"双重觉知"使他们能够计划、哀悼他们的丧失，并继续活在当下。

‖案例 2‖

一名患有转移性胃癌的女性和丈夫一起参加了一次会谈。他们都知道她的治疗不能治愈疾病，但他们没有讨论疾病进展或死亡的可能性。在这次联席会谈中，丈夫对肿瘤科医生表达了愤怒，因为肿瘤科医生在与妻子的最后一次会谈中向妻子提到了预后和预先护理计划，尽管医生也建议她考虑参加一个临床试验。

丈夫："我真不敢相信医生会向她提出这些。当医生剥夺患者所有的希望时，这对患者的伤害是多么大。我们要与疾病作斗争。"

CALM 治疗性回应："肿瘤科医生所说的话让你感到惊讶吗？"然后，"听起来你觉得你们需要在为疾病进展作规划和积极治疗之间作出选择。有可能同时做到这两者吗？"

治疗策略是引入一种可能性，即这对夫妇可以找到一种可以同时对抗疾病和面对死亡的可能性的方法。持续维持这种二重性的能力，实际上可能是许多个人能够面对终点而不感到屈服、退缩或缩小体验范围的核心特征。

不符合 CALM 治疗的回应："我知道你们都了解这种癌症是无法治愈的。在某些时候你们是否需要讨论未来即将发生的事并为之做准备？"

虽然治疗师可能认为，公开承认和接受死亡是一种走向生命终结的健康方式，但此时患者和她的丈夫并不持这一观点。此外，鼓励患者"战斗"或"接受"疾病的进展，会忽视同时参与生活和面对死亡的潜在双重性，这是一种被我们称为"双重觉知"的能力。

预先护理计划、生命终结和死亡准备：与患者和家庭关于"好的死亡"概念的研究结果一致认为确定预立照护计划、生命终结以及死亡准备活动是积极死亡体验的重要组成部分（Hales et al., 2008）。这些活动可能包括明确安宁疗护愿望、计划葬礼和安排财产、与家人和朋友道别，及实施"遗产项目"，如信件、视频，或给亲人的礼物。为反思这些问题创造机会，而不是提出要求，可以让患者体验到一种完成感和控制感，并感觉他们好像留下了一份积极的传承。这种干预也可能使患者的家人和朋友们显著受益。

‖案例 3‖

一位患有转移性结肠癌的女性有长期的轻度焦虑史。她通常通过收集信息并提前为潜在的困难问题作准备来管理焦虑。虽然她的病情在化疗期间很稳定，但她在上次会谈时向肿瘤医生询问了有关临终照护的信息。

患者的回应："我的肿瘤医生不想谈论这个问题，还告诉我不需要担心这些。"

CALM 治疗性回应："您正在搜寻什么样的信息？您认为您需要做什么来为可能的死亡作准备？"

治疗策略是认可和正常化患者关注生命终结与死亡准备的愿望，即使死亡还没有近在眼前。这种适应性的死亡准备，应与损害生活质量或社会心理功能的对临终和死亡的病态关注区分开来。

不符合 CALM 治疗的回应："她是对的，你现在还不会死。也许现在应该关注的是生活。"

虽然治疗师可能意在减轻她的焦虑，但这种反应否定了这位患者适应性的应对策略。

总结

CALM 疗法的四个维度为临床实践者提供了一个框架，以确保患者有机会在进展期癌症的病程中探索一系列常见的问题。即使是关于情绪的最敏感话题，如死亡和人生中的意义，开放式询问这些问题通常已足以引出患者的担忧。对于那些面临死亡的个体而言，即使在简短的心理治疗干预中，他们所感知到的有限的余生也可能会带来治疗关系上的深入和亲密。CALM 疗法的维度通常是相互关联的，对一个维度的探索经常会带来对其他维度的隐式或显式的探索。CALM 疗法的艺术在于按照患者所愿的顺序和深度来处理各个维度，同时注意治疗关系、情感调节及依恋安全。

参考文献

Garssen, B. (2004). Psychological factors and cancer development: Evidence after 30 years of research. *Clinical Psychology Review*, 24(3), 315–338.

Goodwin, P. J., Leszcz, M., Ennis, M., Koopmans, J., Vincent, L., Guther, H., Drysdale, E., Hundleby, M., Chochinov, H. M., Navarro, M., Speca, M., Masterson, J., Dohan, L., Sela, R., Warren, B., Paterson, A., Pritchard, K. I., Arnold, A., Doll, R., O'Reilly, S. E., Quirt, G., Hood, N., & Hunter, J. (2001). The effect of group psychosocial support on survival in metastatic breast cancer. *The New England Journal of Medicine*, 345(24), 1719–1726.

Hales, S., Zimmermann, C., & Rodin, G. (2008). The quality of dying and death. *Archives of Internal Medicine*, 168(9), 912–918.

LeMay, K., & Wilson, K. G. (2008). Treatment of existential distress in life threatening illness: A review of manualized interventions. *Clinical Psychology Review*, 28(3), 472–493.

Rodin, G., & Zimmermann, C. (2008). Psychoanalytic reflections on mortality: A reconsideration. *Journal of the American Academy of Psychoanalysis and Dynamic Psychiatry*, 36(1), 181–196.

Yalom, I. D. (1980). Existential psychotherapy. Basic Books.

第 16 章

在临床实践与督导中进行评测

引言

作为研究项目的一部分，我们非常关注评估量表的研发、效度验证和使用（见第 10 章）。然而，我们很快发现，这些测量工具对治疗师和督导师来说也是非常有用的临床工具。下文概述了相关的心理测量工具在 CALM 治疗的临床实践和督导中的使用，并讨论了在 CALM 治疗临床应用中进行持续性的同行督导的形式和益处。

心理测量工具在 CALM 治疗中的使用

患者通常在 CALM 治疗开始时、开始后三个月和六个月完成自评量表，以在 CALM 治疗的内容、过程和结果上指导治疗师，并为 CALM 督导提供信息。这些测量工具包括：

（1）死亡和临终痛苦量表，即DADDS（Lo，Hales，et al.，2011; Shapiro et al., 2020）是一个经过效度验证的量表，包含15个条目，用于测量进展期癌症患者的死亡焦虑。与其他死亡焦虑测量工具不同的是，DADDS是为临终群体设计的（Neimeyer，1994）。它测量的是对死亡过程的恐惧，以及因即将死亡而失去机会和感知到对他人造成的负担所带来的痛苦（见附录A）。

（2）亲密关系体验量表（简式修改版），即ECR-M16（Lo et al., 2009）是目前广泛使用的一种测量工具。它包含16个条目，用于评估依恋安全水平，已通过信效度验证。它提供了评估依恋焦虑和回避的分量表评分（见附录B）。

（3）生命末期生活质量—癌症量表，即QUAL-EC（Lo，Burman，et al., 2011）用于评估临终患者的生活质量，它包含四个分量表，即：

a. 症状控制，测量在过去的一个月中，癌症躯体症状的频率、严重程度，以及所带来的影响；

b. 为生命终结作准备，评估患者对即将发生的问题的担忧程度，如经济压力、死亡和濒死，以及家庭成员的应对能力；

c. 与医疗保健提供者的关系，评估患者在多大程度上知情并能够参与相关治疗决策；

d. 生命完成度，评估患者感受到与他人连结、感受到意义感和平静感的程度（见附录C）。

（4）患者健康问卷9，即PHQ-9（Kroenke et al., 2001）是一个信效度良好、包含九个条目的抑郁症状测试问卷，广泛用于进展期癌症患者（如Ell et al.，

2008）。我们还增加了一个用于评估自伤观念的项目
（项目 9a：“您有可能会做些什么来结束您的生命
吗？”），这已成为我们癌症中心的常规痛苦筛查的
一部分（Li et al., 2016; 参见附录 D）。

在许多情况下，患者心理量表分数反映了治疗师的临床观察结果，
为患者体验的重要方面提供了更精确的量化。例如，依恋安全的测量
揭示了患者的关系困难，并可以使治疗师获知适用于该患者的治疗方
式（Tan et al., 2005）。在某些情况下，会谈的内容与患者的测量评分
之间存在差异。当患者感到通过心理测试报告他们的痛苦比向治疗师
报告更舒适时，或治疗师在治疗过程中没有充分探索痛苦时，就可能
会出现这些差异。在这些情况下，患者的评分提供了定量的痛苦指标，
这是难以在 CALM 会谈中方便地获知的。最后，患者在治疗前、治疗
中和治疗结束时完成测量，可以为治疗效果提供一个附加的评估视角。
当患者经过了几次会谈后痛苦分数仍然很高时，就说明可能需要对治
疗方法进行修正。将这些测量纳入治疗也可以为患者和治疗师提供讨
论治疗进展的机会，并根据需要调整内容或过程。在不同的心理治疗
模式中，这一过程均符合对心理治疗的认识，即常规结果监测和反馈
可以提高心理治疗质量（Lambert，2010）。

我们中心的治疗师会收到一份一页的经过计算测量的分数报告，
可以对患者情况一目了然。这份报告也标注了根据我们之前的研究
所得到的中高分截止点。CALM 研究项目还依赖于 CALM 治疗完整
性评估，即 CTIM（见附录 E）和临床评估问卷（clinical evaluation
questionnaire，CEQ；见附录 F），分别确保干预的完整性和从患者角
度所感知到的干预的累积效益（见第 10 章）。我们现在已经将 CTIM
和 CEQ 的使用纳入临床实践和培训中。

CALM 督导

CALM 方法的一个重要和不可分割的方面是持续的同行督导。督导从培训期间开始，并对有经验的 CALM 治疗师会持续进行。这些小组会谈不仅有助于确保治疗的完整性，还可以持续提高 CALM 治疗技术，并可能帮助临床医生管理他们自己的存在性痛苦。督导为治疗师的持续发展、同行间的支持以及培养符合现实的期望提供了一个讨论场所。它还可以通过提供指导、支持、对现实的期待的设定和反思空间，来缓解倦怠（Maslach et al., 1996; Pessin et al., 2015；参见第 11 章）。

CALM 督导小组最好包含八至十名、具有不同培训和经验水平的治疗师；一旦基本技能得到发展，通过同辈督导鼓励所有人一起讨论如何支持治疗师向患者提供 CALM 治疗。CALM 督导鼓励治疗师谈论反移情和治疗困难，同时确保讨论的保密性。

治疗师们被邀请报告新的或正在进行中的案例，并遵循一个持续的轮流病例讨论计划。治疗师需要汇报患者的概况、转介的原因、当前的痛苦水平与四个 CALM 治疗维度相关的内容，与依恋类型、情感调节和心智化能力相关的过程问题，死亡相关的痛苦，移情和反移情问题和治疗关系，以及治疗师的整体印象和未来治疗的方法（见附录 G 和 H）。更有经验的治疗师可能会选择将讨论聚焦于他们所面临的特定问题或挑战上。督导中会回顾患者的心理测量评分。如果可行，也可以提供由治疗师选择的录音或录像片段。督导小组可能会帮助治疗师对患者进一步的概念化理解，并为治疗干预和目标提供建议。督导鼓励治疗师多次报告案例，以评估先前建议的效果，以及治疗结局。

在过去的十年里，我们在玛格丽特公主癌症中心持续举办了每周一次的多学科 CALM 督导小组，其中包括新手和有经验的 CALM 治疗师。这个小组已成为发展和改进干预措施的重要工具。随着时间的推移，我们发现有效的 CALM 督导小组包含几个重要组成部分：安全和积极参与的小组氛围，在小组中治疗师被邀请反思治疗中的失误、失败、不确定性和矛盾性，强调 CALM 治疗的特色，并阐明该方法与其他短程治疗的差异，借助影音资料，定期展示治疗实例。

多年来，有些主题在督导中反复出现，凸显了这类工作中固有的张力。治疗师们常见的挑战包括：

- 在支持和尊重患者防御的同时，引入痛苦相关话题；
- 克服无用感和无效感，以便更好地帮助患者；
- 对患者可能不想或不准备讨论的常见癌症的病程有所了解；
- 对患者和照护者有时互相冲突的需求提供支持；
- 在认识到无法解决的失望的同时促进改变；
- 在结束治疗时知道，随着癌症的发展，患者及其家人可能会面临更多的逆境或问题。

作为全球 CALM 管理计划的一部分，我们在不同地区定期举行在线国际督导会议，以支持培训和研究。这些会议对于支持全球范围内 CALM 疗法的传递及了解在痛苦表达、情感亲密、依恋关系、家庭和社区的作用，以及对自主性和个人成就的价值观等问题的区域和文化差异至关重要。在这些督导小组中，学习过程是相互的，全球的 CALM 治疗师和学员的反馈与经验以迭代的方式不断完善 CALM 疗法。虽然 CALM 疗法的文化相关性和可接受性已在全球不同地区得到证明，但其半结构化的性质允许各地的治疗师以自己的方式来表达，并根据自己的判断来决定特定 CALM 元素的文化相关性和适当性。

总结

CALM 项目在发起之初就将临床照护与研究和教育相结合。研发和应用相关的、具有心理学效度的测量工具来指导临床照护和监测治疗结果，有助于改进 CALM 干预。督导的过程也有助于创建一个由 CALM 临床治疗师组成的社区，他们相互学习，相互支持，帮助患者及其家人共同面对因进展期疾病所带来的持续挑战。

参考文献

Ell, K., Xie, B., Quon, B., Quinn, D. I., Dwight-Johnson, M., & Lee, P. J. (2008). Randomized controlled trial of collaborative care management of depression among low-income patients with cancer. *Journal of Clinical Oncology*, 26(27), 4488–4496.

Kroenke, K., Spitzer, R. L., & Williams, J. B. (2001). The PHQ‐9: Validity of a brief depression severity measure. *Journal of General Internal Medicine*, 16(9), 606–613.

Lambert, M. J. (2010). *Prevention of treatment failure: The use of measuring, monitoring and feedback in clinical practice*. American Psychological Association.

第 17 章

CALM 治疗案例

引言

接下来介绍的是接受 CALM 治疗的真实案例（为保护隐私对个人可识别信息作了修改），这些简短摘录展示了对患者开展 CALM 治疗的过程和内容。

案例摘要：一名教授

66 岁的 M 女士成年后从阿根廷移民到加拿大，她曾是一名生物学教授，从未结婚，作为单亲家长养育了一个儿子，现年三十几岁。5 年前 M 女士被诊断患有子宫内膜癌，先后接受过多次化疗并参加了几项临床试验。然而，癌细胞还是无情地转移到她的淋巴节、肺部和肝脏。当她因腹膜转移导致内出血从 I 期临床试验退出时，M 女士非常痛苦，迫切希望能尽快参加其他临床试验。随后在共同参加临床试验病友的建议下，她被转介接受 CALM 治疗，希望这里能帮到她。

初次访谈：一个"可怕的场景"

M 女士参加第一次访谈时形容自己是"一个坚强的人"，而非容易抑郁或焦虑的"弱者"。然而，不再能锻炼身体、照料年迈的父母、继续从事学术工作，这些都让她觉得自己"毫无用处"，生活没有意义。对她来说，被迫停止抗癌治疗等同于"无事可做""还不如死了"。在第一次的访谈中她的情绪主要是指向自己、癌症和临床试验团队的愤怒，当治疗师对此进行回应时，M 女士说，自从被从临床试验组剔除后，她确实很愤怒。但从这次讨论可以看出，M 女士的愤怒赋予她力量，让她与潜在的、她试图掩盖的无助感和脆弱感作斗争。当治疗师问及她最不愿去思考和感受的事时，M 女士描述了一个"可怕的场景"：她躺在医院的病床上，非常虚弱、瘦小，成年的儿子坐在身旁，目睹她每况愈下。她对这个画面充满恐惧并相信这对她儿子而言也同样无法忍受。

M 女士对自己和自己处境的看法，以及她未意识到的情感状态，都可以通过她的回避型依恋模式来理解。她的独立自主具有高度适应性，既使她能够胜任单亲家长的身份，也帮助她在竞争激烈的学术生涯中取得成功。然而她对脆弱的恐惧以及认为依赖他人是软弱的信念，让她感到困扰，并影响了她对治疗的决策，促使她选择可能会令自己更虚弱的临床试验。她对自强自立的需求阻碍了她向家人及朋友索取情感支持，而这些支持本可以帮她应对日益增长的愤怒及恐惧。

中间会谈：重新定义勇气

在 M 女士参与的九次治疗过程中，治疗师持续关注未被 M 女士知晓的情感，支持心智化，鼓励重新调整依恋关系。包括认可 M 女士独立而积极的生活态度是一种优势，同时也考虑了关于她认为的依赖可能会给他人带来负担，是否也存在其他的可能性。M 女士和儿子开始就她的癌症进行更公开地交流，随着 M 女士身体机能的下降，她发现对于让儿子参与她的疾病管理，自己其实比想象中更能接受，而且觉得更有意义。治疗师还质疑了她认为缓和医疗意味着"被动"和"什么都没做"的信念，建议她拿出参与各项新的临床试验时所展现出的决心和勇气，来进行预先护理计划。

最后访谈：现实图景

尽管 M 女士对参加另一项临床试验始终抱有希望，她最终还是因呼吸道感染最后一次入院。随着体力和活动能力的不断下降，她同意接受缓和医疗会诊以管理症状。治疗师在 M 女士去世前的几天曾去病房探望她，当时她面带微笑躺在床上，儿子牵着她的手坐在一旁，在生命的终点，M 女士因儿子的存在而感到慰藉，这与她在 CALM 治疗开始时描述的可怕的场景形成强烈的对比。

案例摘要：找一个家

A 女士 65 岁，已婚，患有卵巢癌，参加 CALM 临床试验并被随机分配至接受 CALM 治疗的干预组。过去她曾参加过很多癌症治疗的临床试验，却都对她所患疾病束手无策。三个成年的子女们与她关系亲密，担心她会"失去希望"，因此想让她尝试更多的临床试验。

A 女士描述了她在成长过程中与父母的密切关系，她总感觉自己必须要帮助父母度过经济或者其他任何困难。无论是在生活还是工作中，她都是一个以他人为导向的利他主义者，从对他人的支持中获得极大满足。她的工作聚焦新移民问题，并为这些人寻找合适的住房。工作使她感到充实，但又担心无法继续。A 女士的丈夫患有慢性病，她最担心的是没有她，他会如何生活。A 女士的心理测量分数表明她的抑郁程度较低，但对走向死亡并死去有显著的痛苦，这主要与她对成为他人负担的担忧有关。她在亲密关系体验量表上的得分表明她的依恋回避程度很高。

初次访谈：在等待和不确定中生活

A 女士在初次访谈中展现出良好的谈吐和气质，她看上去精神不错，条理清晰地讲述着生病及治疗的故事。过去几年的家庭生活有许多好事发生，但由于各种治疗及治疗相关副反应，近两年生活也是"相当的艰难"。她认为她从这些治疗中有所获益，但由于癌症复发，被最后参加的临床试验剔除，这是她第一次在接近两年的时间里没有试验可参加，"在等待和不确定中生活"令她倍感艰辛。尽管病程是如此漫长而艰难，A 女士却仍保持平静的举止，没有表现出明显的痛苦。这种矛盾性令人费解，却与她一直以来弱化自身苦恼，关注他人需求的倾向相一致。

尽管饱受病痛的困扰，A 女士仍然是一位依从性较好的患者和家庭的支持照护者。在 CALM 初次访谈中，她尽责地提供了关于她的生活、疾病和治疗的信息，却没有为自己要求什么。在第一次访谈之后，我们都不确定 A 女士是否能与治疗师或她自己的内心生活建立更深层的联系。她对他人的关注、她的独立和对自身痛苦的弱化，都暗示其中是否存在无声的绝望，一旦病情超过"临界点"将会发生什么。

中间会谈：被理解

显然在第一次访谈中理智多于情绪，A 女士一直注意着治疗师，后来她说，治疗师的关注和对她表现出的兴趣对她而言意义深远。虽然她倾向于满足他人需求并成为"一名好患者"，但在肿瘤诊所中自己是"隐形人"的感受令她非常痛苦，她说"人们不看病历，也不知道我是怎样的人或是做什么的"。因此她感觉"我的疾病、我的治疗和我的症状都被忽视了"。在 CALM 治疗中，被了解是一种极大的宽慰，她说"在你已经在为失去身份认同而挣扎的时候，被注意到尤其重要"。治疗师安静且富有同情心的倾听对 A 女士来说是一种全新且重要的体验。这种接纳对她有疗愈的作用，亦有助于增强在未来她将会依赖的治疗关系。

后续访谈："我快死了"

A 女士第 4 次访谈的表现与之前截然不同，她的声音颤抖着，她说很高兴能见到治疗师，因为她刚刚得知自己的肝脏和肺部出现了新的病灶，并且已经没有进一步的抗癌治疗可以进行了。当问及这对她来说意味着什么，A 女士说"我快死了"。这是会谈中的一个戏剧性时刻，当治疗师简单地询问 A 女士对所收到消息的看法时，A 女士开始谈论她对自己病情所怀有的最深的恐惧。从一开始她就感觉"身体里埋藏着毁灭性的种子"，但过去从没与任何人交流过这种感受，甚至可以说，她过去坚持进行抗癌治疗只是为了维护家人的希望，成为肿瘤科团队的好患者。对于未来，A 女士虽怀有恐惧，但也为无需独自承受这份恐惧而感到宽慰。

随着病情的变化和治疗关系的深化，A 女士开始思考管理疾病的不同方式。她曾将化疗和参与临床试验视为"质量改进项目"，将不接受进一步的治疗视为"屈服"。作为心智化的一种形式，治疗师将"屈服"重新建构为一种心理状态，而不是未接受化疗的事实，并暗示现在正是时候"转换项目"，去关注自身而非疾病。心理干预解放了 A 女士，使她能够考虑，去见一见缓和医疗的专家，自己也许能从中获益。随着治疗的进行，A 女士的依恋安全感得以发展，她表达了自己的恐惧，可以考虑接受他人照顾，不必非要成为他人的保护者或支持者。A 女士后来又参加了一项临床试验，但没有成功，随后决定不再参加后续其他临床试验，她的家人也支持了这个决定。

最后访谈：寻找家园

在最后一次访谈中，A女士分享说CALM治疗对于她而言，如同家对于流浪者的意义，她感恩几次访谈为她提供了"时间和空间"，并以前所未有的方式探讨了存在主义问题。她说，在访谈中能被视为人本身对她而言意义深远，这也是CALM治疗的一项巨大优势。找到依恋安全感并重新唤起认同，使A女士能更多地主导自己的治疗决策、与家人沟通自己的担忧，并接受他们的支持。同时，还使她能够继续工作，援助社群，获得大家的敬重。

A女士的病情在接下来几个月的时间里不断恶化，最终，她在家人的陪伴中平静地逝去。从某种程度上可以说，CALM治疗帮助她以自己想要的方式走完最后的人生。

案例摘要：家务与死亡

C女士76岁，已婚，患晚期肺癌被转介至CALM治疗团队寻求关于"应对未来"的帮助。在确诊时发现癌症已发生转移，她说她觉得"未来是不确定的"。C女士是一个精力充沛、以行动为导向的人，对自己无法主导事情的发展以及痛苦情绪感到不适，这一特点可能与她对童年经历缺乏探索或表达情绪的空间有关。她流露出对丈夫可能会抑郁的担忧，她的丈夫是一个更安静内向的人，从小忧郁脆弱，将妻子视为保护者。丈夫担心疾病会夺走妻子生活的乐趣，而妻子担心疾病会给丈夫带来痛苦。尽管丈夫很重视能与妻子真诚交流，但她认为听到她的恐惧会让他不知所措。C女士的心理测量分数表明其抑郁程度较低，但死亡焦虑和依恋回避程度较高。

初次访谈：家务的迫切感

C女士与丈夫关系紧密，两人一起参加了所有的CALM访谈。在最初的访谈中，她说她的病情相对稳定，尽管饱受咳嗽的困扰。她更多地将注意力放在丈夫身上，她担心如果疾病进展他会变得抑郁。她迫切地想要打扫好房子并整理好东西。很明显，在初次访谈中，C女士对于家务的关注暗示着她对死亡的恐惧和面对疾病进展的无助，体现了CALM治疗的第四个维度内容。

中间会谈

C女士越来越感受到整理房间的紧迫感，她认为收拾好房子丈夫才不会在她死后被家务活压垮，但丈夫不认同C女士的这份担心。中间几次访谈中，工作人员将C女士对家务的关注心智化，她逐渐接受，做家务的迫切感部分来源于她需要具体的行动，以应对失控的癌症威胁。将死亡恐惧与收纳房间的实际需求松绑，认识到自己和丈夫在面对死亡威胁时不同的应对方式，使得他们能够共同制定行动计划。由于他俩都感到时间紧迫，这种对依恋关系的重新调整（属于CALM治疗的第二维度）也因此得到进一步推动。

C女士对财物的关注的另一层意义也在中间几次访谈中渐渐浮现，她将他们多年来继承和收集的一些物品视为遗产的重要组成部分，她希望自己和已故的父母能被有尊严地铭记，因此想要将财产传给可能珍视他们的人。

C女士开始接受她对家务的关注及紧迫感，部分与她倾向于采取行动以应对威胁，并将内心的担忧转移到外部世界或其他人身上有关。这也与留下遗产的重要性有关——她与父母能因此而被铭记。将这些多重意义心智化，使之能在整个治疗过程中得到解决，也让这对夫妇可以商量处理这些问题。

浮现双重觉知

随着访谈的进行，C女士越来越具备探讨死亡相关话题的能力，从而浮现出双重觉知。她想到在葬礼上播放的歌曲，希望可以悲欢同在。她想要被怀念，希望葬礼既有泪水，也有歌舞。她希望人们记住哪怕是面对如此可怕的疾病，她依然是一个尊重生命的人。这种双重觉知在后来的CALM访谈中变得更加突出，也在C女士和她的丈夫选择的生活方式中越来越明显。

最后访谈：未完待续

当C女士和丈夫第一次进行CALM访谈时，两人都认为她剩下的生存时间非常短暂。这种信念增加了访谈时的紧迫感，从而在相对较短的时间里产生了富有成效的变化。幸运的是，她的免疫疗法疗效显著，病情逐步稳定，这个超出了他们的预料。CALM访谈结束时大家达成了一种共识：如果癌症进展，C女士和丈夫还会回来参与CALM干预。与此同时，CALM治疗使他们能够以一种最初不曾想到的、更平静、更令人满意的方式生活。

案例摘要：为他人考虑的年轻女性

P女士35岁，单身，患有转移性宫颈癌，参加CALM大型随机对照试验并被随机分配至CALM干预组。她与父亲和弟弟同住，在一家小型日用品商店工作并担任经理。幼时父母离异，P女士经常觉得自己担任了父母之间的联络人，因要对双方都忠诚而感到纠结。在启动CALM治疗之前，心理测量评分结果提示她的依恋回避程度高于依恋焦虑。

初次访谈："我应对得很好——是其他人的问题"

第一次 CALM 治疗前，P 女士在与肿瘤科专家的会谈中刚刚得知自己的骨转移进一步恶化，因此在开始讲述前她就已经泪流满面。她承认有很多话要说，却没找到机会倾诉自己的感受。她的肿瘤科医生不太能理解为什么她会对这个消息如此悲伤，毕竟早在确诊时她的肿瘤就已经骨转移了。但其实直到这次会谈，她才完全意识到自己的癌症无法治愈。她觉得没有得到父亲的支持，因为父亲总是在催问她收到了什么消息，而她只想一个人沉浸在悲哀与伤痛中。

P 女士逐渐在治疗中平静下来，在极少的提示下，自发地讲述了目前治疗的挑战、对父母的担心，害怕他们无法应对她的疾病和可能面临的死亡，以及她希望有一个相爱的伴侣，能陪她一起面对癌症。她原以为自己将来会有大把时间去结婚成家，因此在确诊后她推迟了寻觅爱人的时间，而现在她对这个决定深感懊悔。

P 女士倾向于关注她父母和其他人的情感需求，他们都在为她这么年轻却要面临如此可怕的癌症而感到难过。这种对他人情绪状态的关注，伴随着她所思所感的难以捉摸。治疗师在第一次治疗中表现出的共情但非侵入的兴趣使得 P 女士开始将治疗作为"安全基地"，在那里她可以了解自己而不会感到不知所措，并且可以为剩下的时间作计划。她同意带一位家庭照护者——她的弟弟——参加下一次 CALM 访谈。

中间会谈：我是你的阻碍

P 女士和弟弟一起参加了访谈，她看上去精神不错，说明放疗进展顺利。他们开着玩笑，语调轻松地讲述了家人对她癌症的不同反应。弟弟性格外向，说自己一直很享受姐姐 P 女士的关心。这引发了对 P 女士关注他人需求的倾向的讨论，照料家人可能限制了她的独立和建立自己的浪漫关系的能力。两人都承认，在父母离婚后，父亲有些依赖 P 女士，将她看作同伴和知己。在没有任何提示的情况下，弟弟主动提出了会更多地照料父母的感受，让 P 女士放心，即使她的病情恶化，无法像往常一样支持他们，他们也会得到照料。

最后访谈：愿望的理解和表达

P 女士的癌症扩散速度比预期要快，在第一次治疗后的几个月内，她住进了缓和医疗病房进行疼痛管理。在那次入院期间，治疗师安排了一次父母和所有兄弟姐妹都参加的家庭访谈。这是一场饱含情绪的访谈，每个人都或多或少被情绪淹没而无法说话。根据他们对 P 女士及其在家庭中的角色的评论，治疗师阐述了 P 女士如何完成她的家庭角色。她的同情心和"首先考虑其他人的感受"的倾向，被家庭里的每个人视为一种强大的力量。而 P 女士也能够表达出她现在是多么感激，她能够成为被支持的对象。她的父母能够放下他们之间的分歧，在出院后不久，P 女士在母亲家中，在父亲的陪伴下去世。

更简短的案例

上述案例摘要重点讲述了 CALM 治疗如何随着时间的推移而展开。接下来，我们将通过更简短的案例展示在 CALM 治疗过程中常遇到的具体的挑战。

‖案例：聚焦单一维度‖

一位患有转移性黑色素瘤的 44 岁男性，在 CALM 干预初始访谈时出现明显的抑郁和焦虑症状，他将此归咎于最近失去的一段六年的感情。在这次和之后的访谈里，患者似乎只关注关系的丧失，而不能或不愿意反思其他维度。治疗师担心对第二个维度所代表的关系问题的探索，会以牺牲其他三个维度的问题为代价。治疗师将此案例提交给小组督导，很明显，与所有四个维度相关的问题都被归为关系的丧失这个单一焦点，患者对失去伴侣的担忧因他意识到时间短暂而更加强烈。此外，由于缺乏生活伴侣，他的人生意义感和治疗决策能力下降。治疗师允许患者在关系丧失的问题中徘徊，渐渐地，与癌症有关的问题在随后的治疗中显现出来。

这个案例凸显了 CALM 维度间的相互关系，以及治疗师需要允许患者专注于当下对他们而言最重要的问题。治疗师的细心和耐心培育出更安全的治疗依恋关系，有利于对四个维度相关问题的探索。

‖ 案例：认识自我 ‖

一位 50 岁的女性正在接受转移性宫颈癌的治疗，她由一位单身母亲抚养长大，母亲非常重视外貌而且似乎有很强的情感需求。在面对癌症时，患者想要"保持积极"，当描述与母亲之间一些令她难过受伤的情节时，她也是大笑或微笑着说。她避免讨论癌症、临终和死亡的可能性。对此，治疗师经常感到无法走进患者，并对他们的访谈感到厌倦和沮丧。

治疗师试图更深入地联结患者的内心感受，并去利用这些感受。当患者的情绪状态与她的叙述内容不一致，或者当患者流露出更真实的情感信号时，她会关注并讨论。这种方法使患者能更密切地关照到自己生活中的情绪，并探索与她的童年经历相关的失望和沮丧的感受。很明显，与她的治疗过程和疾病进展有关的挫折和失望，已经叠加到与她早期生活经历相关的感受之上。CALM 治疗过程允许患者探索这些感受，以及探索在疾病进展后，对能否获得足够支持的恐惧。

‖ 案例：隐藏的情绪 ‖

一名患有转移性前列腺癌的 66 岁男性，在妻子的敦促下被转诊至 CALM 服务团队。在初次 CALM 访谈中，患者说他没有向肿瘤科团队咨询过预后，他宁愿不去想这件事，对于未来会发生什么他也没有苦恼或担忧。然而，死亡和临终痛苦量表上的得分表明，对于未来和亲人负担，他的痛苦程度很高。随后与患者一起回顾评分，引导患者对这些恐惧的讨论，将恐惧标准化并验证，探索是什么阻碍了他在治疗中讨论这些恐惧。他说对未来的思考会将他淹没，但他希望在量表上报告这些痛苦可以引起治疗师的注意，可以帮助他找到处理痛苦的方法。

这个案例强调了心理测量的临床价值，有助于呈现那些在初次治疗时患者不愿提及的敏感问题。

‖ 案例：面向终点 ‖

一名患有转移性肉瘤的 50 岁男性正陷于治疗决策的纠结中，并且在平衡第二任妻子和第一段婚姻成年子女的需求时感到困难。他参加了 CALM 所约定的六次访谈，具备了探索和解决四个维度问题的能力。在第六次访谈时，患者说他感到被支持、被理解，并且能更好地管理压力源。然而，当治疗师总结患者在治疗中的收获和目前稳定的状态时，患者回应道："我觉得你是在告诉我，访谈要结束了。我发现访谈对我很有帮助。我不想结束。"尽管当下患者没有其他困扰，治疗师仍对终止治疗感到痛苦和矛盾。

治疗师将该终止难题带给督导组，很明显，CALM 治疗的终止激活了患者的依恋焦虑，他对未来感到害怕。这引起了治疗师的内疚——在患者可能仍然需要支持的时候却抛弃了他。小组鼓励治疗师承认，面对有限的治疗时间，他们双方都感到痛苦。小组还强调了未来"强化治疗"的可能性，这样患者和治疗师就不需要说再见，而是明白未来如果有需要，将会有进一步访谈。这使患者能够接受治疗的结束，并确信在他需要时可以继续获得帮助。

‖案例：识别临界点‖

一名罹患转移性乳腺癌的 44 岁女性，当发现癌症骨盆转移时被转诊接受 CALM 干预。第一次访谈时她泪流满面，表达难以忍受的痛苦，包括很多对可能会死亡的恐惧，最让她痛苦的是想到将要与六岁的女儿和丈夫分别。之后的臀部放疗缓解了她的疼痛和失能，她开始考虑重返教职。躯体症状的缓解减轻了她的痛苦，她希望专注于生活，尽量不去想自己的疾病。患者和治疗师一致同意先暂停接下来的 CALM 治疗，直至临床状况发生变化。

该案例强调，一些倾向于回避的进展期疾病患者可能不希望开始或继续治疗，除非他们的症状和病程引起了不可控的痛苦。 CALM 框架的灵活性和治疗师的开放态度允许患者推迟或暂停治疗，并在需要时恢复。

‖案例：单一觉知‖

一名近期被诊断转移性肺癌的 39 岁女性，因明显的焦虑、对疾病及治疗的种种顾虑而就诊，包括对化疗副作用、疾病对孩子的影响、与丈夫长期关系紧张等种种方面的担心。她认为她一贯的悲观和消极倾向是导致她患癌的罪魁祸首，她倾向于将责任归咎于自身，而她也将这种倾向与其文化背景关联，即她的文化背景并不鼓励将咨询或表达情感作为解决个人困境的合理渠道。在初次治疗中，她解释说她的目标是控制自己的愤怒和消极思想，她希望治疗师能教她一些避免消极思想的技巧。

治疗师探讨了患者的信念，即她应该为她的癌症负责，但患者坚信积极正向的思维可以治愈疾病。治疗师试图将她的处境心智化，并暗示这些想法只是感觉而非事实，对此，患者变得沉默并有些不适。在第二次 CALM 治疗前，患者打电话取消了治疗，并解释说她在另一家医院找到了一个更符合她治疗目标的项目。

这个案例凸显了 CALM 不适合那些不愿反思、只想看到自己处境积极方面的患者。对于这些人来说，反思性治疗要么完全不受欢迎，要么不适合，双重觉知也不是他们想要追求的目标。

总结

尽管每个 CALM 案例都有其独特性，但本章的示例和摘要也呈现出在 CALM 治疗的过程中，具有共性的问题和挑战，同时展示出心理测量和团体督导所具有的潜在临床价值。

尾声

CALM 的发展离不开各国同道与合作者的重要支持，我们与莱比锡大学医学中心医学心理学和医学社会学系教授兼主席安吉·迈讷－邵也卡夫（Anja Mehnert-Theuerkauf）博士和她在德国的团队进行了首次国际合作，共同发起 CALM 的大型 RCT 研究。紧接着费拉拉大学神经科学和康复系精神医学教授兼主任、费拉拉圣安娜医院（S. Anna Hospital）/ 地方卫生信托基金（Local Health Trust）精神医学系主任路易吉·格拉西（Luigi Grassi）医学博士，费拉拉大学精神医学研究所（Institute of Psychiatry，University of Ferrara）精神医学副教授罗桑·埃拉·卡鲁索（Rosang ela Carusoy）医学和理学博士将 CALM 引入了意大利。此后我们与中国内地展开合作，项目由北京肿瘤医院、北京市肿瘤防治研究所康复科主任兼教授、中国抗癌协会肿瘤心理学专业委员会主任委员唐丽丽医学博士以及北京肿瘤医院康复科心理学家庞英理学博士牵头。中国香港地区的研究由香港大学李嘉诚医学院公共卫生学院副教授、香港大学赛马会癌症综合关护中心主任、英国公共卫生院成员（FFPH）蓝咏德理学博士领导。与中国台湾的合作是由台湾心理肿瘤医学学会理事长、和信治癌中心医院缓和医疗科副主任、身心科主治医师庄永毓牵头。与韩国的合作由大邱的庆北大学医学院精神医学系的副教授蒋明吴（Jungmin Woo）医学和理学博士领导。在荷兰的合作项目由阿姆斯特丹的荷兰癌症研究所精神医学博士精神科医生弗鲁克耶·德·弗里斯博士，和格罗宁根大学医学中心肿瘤内科肿瘤及缓和医疗医学教授安·雷内尔斯（An Reyners）医学博士共同发起。葡萄牙的研究由里斯本尚帕利莫基金会（Champalimaud Foundation）的临床中心的临床健康心理学家、尚帕利莫未知中心临床中心（Clinical Center of the Champalimaud Centre for the Unknown）的心理肿瘤学负责人伍兹·特瓦多（Luzia Travado）理学博士领导。美国弗吉尼亚州的研究由弗吉尼亚联邦大学医学院、梅西癌症中心的神经病学助理教授、临床神经心理学家阿什莉·洛克伦理学博士领导。以色列的研究由拉马特甘沙巴医疗中心（Sheba Medical Center, Ramat Gan）缓和医疗服务负责人大卫·豪斯纳（David Hausner）博士和沙巴医院癌症中心（Cancer Center at Sheba-Tel HaShomer Hospital）支持和缓和医疗负责人艾丽斯·格卢克（Iris Gluck）医学博士领导。智利的研究由加拿大多伦多大学达娜拉娜公共卫生学院（Dalla Lana School of Public Health, University of Toronto）在读博士、公共卫生硕士洛雷托·费尔南德斯·冈萨雷斯（Loreto Fernández González），和圣地亚哥阿图罗·洛佩斯·佩雷斯（Arturo López Perez）肿瘤研究所牵头。加拿大阿尔伯塔省的研究由卡尔加里大学卡迈恩医学院（Cumming School of Medicine, University of Calgary）教授、汤姆贝克癌症中心（Tom Baker Cancer Centre）精神科珍妮特·德·格鲁特（Janet de Groot）医学博士牵头。约旦的研究由安曼侯赛因国王癌症中心（King Hussein Cancer Centre, Amman）缓和医疗部主席奥马尔·沙米（Omar Shamieh）医学博士和安曼侯赛因国王癌症中心的冲突中的缓和医疗和癌症照护中心（Center for Palliative and Cancer Care in Conflict, CPCCC）缓和医疗高级研究员兼讲师给特·阿—

阿杰（Ghadeer A-Arjeh）医学博士领导。澳大利亚的研究由墨尔本彼得·麦卡勒姆（Peter MacCallum）癌症中心首席临床心理学家玛丽亚·福拖（Maria Ftanou）理学博士领导。墨西哥的研究由墨西哥城国家癌症研究所乳腺肿瘤科临床心理学家、神经心理学硕士亚历杭德拉·普拉塔斯（Alejandra Platas），以及墨西哥年轻女性乳腺癌患者照护和研究项目乔文·富尔特（Joveny Fuerte）领导；日本的研究由东京癌症研究所医院心理肿瘤科主任清水健（Ken Shimizu）医学博士领导。在英国，最初涉及以下几位专家的参与：安·莱斯利（Anne Lanceley）哲学博士，她是伦敦大学学院医院（UCLH）妇科癌症中心妇女癌症系高级讲师和荣誉临床照护专家；苏·格斯勒（Sue Gessler）哲学博士，UCLH 妇科癌症中心的临床心理学顾问、妇女健康研究所妇科癌症中心荣誉高级讲师；以及克里斯蒂安·舒尔茨 – 夸曲（Christian Schulz-Quach）医学博士，现任多伦多大学精神病学助理教授以及多伦多大学健康网络精神健康中心的精神科医生。为了让他们对 CALM 治疗的经验得以交流，以下摘录了一些他们的评论。

我是在 2017 年柏林举办的国际心理肿瘤协会（International Psycho-Oncology Society，IPOS）世界大会上聆听加里·罗丁博士的演讲时，第一次听说 CALM 疗法的。CALM 的综合结构和整合社会心理方法给我留下了深刻印象，它涵盖了进展期或转移性癌症患者痛苦的所有维度。然而我并不确定 CALM 治疗——这个由西方治疗师开创的社会心理干预方法，是否同样适用于东方文化。我决定次年一定要参加 CALM 工作坊。在参加过工作坊之后，我彻底打消了疑虑。CALM 疗法为患者创造了一个空间，患者在这个空间里可以表达他们各式各样的担心和痛苦，不论是躯体症状、亲密关系、生命意义、希望还是死亡等，加里和萨拉展示了 CALM 治疗是如何创造这样的空间及工作的。作为一名在癌症中心工作的精神科医生，我试图在患者感到痛苦时进行干预。在台湾的传统文化中，虽然人们认为阴阳和生死是宇宙的运作方式，但即使如此也很难与患者公开讨论死亡、临终和活在当下。CALM疗法为这些问题创造了公开讨论的可能和时机。正如老子在《道德经》中所说"道不争，无为而治"，这就是CALM疗法的意义。

——庄永毓，CALM项目分中心负责人（中国台湾）

在认识CALM疗法之前，与进展期癌症患者工作对我来说是一个让人畏惧的挑战。我不确定我和患者在作咨询时应该讨论什么，在中国文化中，为了使患者保持希望，家属通常会对患者隐瞒病情（坏消息），因此许多患者并不清楚自己的诊断或者预后。而患者家属希望我作为心理治疗师能鼓励患者保持乐观，并继续接受治疗。

在我苦于寻求解决方案之时，CALM疗法让我看到了曙光。我开始按照CALM治疗的架构对进展期癌症患者开展咨询。我惊喜地发现尽管CALM疗法来自西方国家，却对我的患者效果很好。那些饱受疾病折磨却不清楚自己的诊断或预后的患者，他们感受到生命短暂，担心自己没有未来，并害怕成为家人的负担。通过与患者一起探索CALM疗法的四个维度，我与他们之间建立了联系，同时也使他们重新与自己的现实生活建立了联系。死亡和临终不再是一个禁忌话题，我发现只要我准备好为他们提供一个谈论死亡的机会，有些患者便愿意谈论死亡。

——庞英，CALM项目分中心负责人（中国北京）

我第一次接触到CALM疗法是在2017年秋天，当时加里·罗丁博士访问了我们在荷兰的癌症中心。CALM疗法不仅与我们的临床实践同频，还提供了一个具有循证依据支持其有效性的理论框架。因此，我们决定登上 CALM 疗法国际化的列车。从那时起，我们在荷兰的癌症照护中使用 CALM 疗法，并致力于将临床实践与研究整合在一起。这有助于我们这些临床医生更好地理解 CALM 治疗，为进一步实施提供证据和指导。

我们学到的一个重要经验是，一个积极的治疗师团队还不足以启动一个 CALM 项目，领导力、投入的时间和资金是我们的项目成功实施的关键因素。牵头人对于确定该项目在医院内的优先级并且倡导该项目的实施至关重要，同时必须有一名临床研究协调员（CRC）来敦促已经是高负荷工作的临床医生，最后，需要有资金用于支付投入的时间和补偿项目的启动费用。

与 CALM 研发者和国际 CALM 社区的合作有助于引领该项目，国际合作和工作坊一直是这段旅程中最鼓舞人心的部分。尤其引人注目的是，来自不同文化背景的治疗师所分享的患者的故事，都是如此相似。CALM 疗法的通用性及其国际化的应用表明了 CALM 疗法的高需求度，对我来说，这与试验数据显示的疗效同样令人信服。

——弗鲁克耶·德·弗里斯，CALM 项目分中心负责人（荷兰）

CALM 疗法概述了几个重要的治疗成分。在韩国实施 CALM 疗法时，给我留下深刻且美好印象的是"共同思考"的概念。在治疗师和患者一起工作的氛围中，改变得以发生。在与治疗师发展的安全依恋关系中，患者焦虑感更少，可以更广泛和深入地思考。患者可以开始从不同的角度看待死亡，并意识到"死中有生，生中有死"，这将拓宽他们之前对死亡固有且痛苦的看法。因此，他们可以重启有意义的生活。

一位患者在 CALM 治疗时对我说："这是我出生以来第一次经历进展期癌症，真的，这对我来说是一个全新的境遇。因此，我自然对这个问题没有答案，你不可能什么都知道，这也是很自然的。但我们一直在尝试共同寻找答案……答案时时变化，与你一起的回忆和感受让我感到舒适……而现在我可以探索另一种思考方式，并知道从不同角度思考将会使我感到舒适。"

虽然在这些艰难的困境下，要找到正确的答案并不容易，但 CALM 疗法为我提供了一条非常宝贵的线索。

——蒋明吴，CALM 项目分中心负责人（韩国）

作为一名面向神经系统肿瘤患者的神经心理学家和生存质量专家，我非常清楚进展期癌症患者所经历的强烈痛苦。事实上，多年以来，我一直苦于缺乏适用于进展期患者的临床循证治疗方案，CALM 疗法终于提供了一个专门针对患者需求的服务框架。

大约两年前，我开始接受 CALM 培训。我记得第一次参加工作坊时，发现有这样一个尝试解决我的患者所面临的困扰的全球性团队，让我感到很欣慰。而现在，我们的临床实践具有了循证依据，不仅能缓解且可以预防患者症状。自从在我的神经肿瘤诊所实施 CALM 干预后，我目睹了许多脑瘤患者，在面对他们最大的恐惧（即疾病进展和死亡）时，接受度和尊严都有所提高。我曾听到患者说"很高兴能和一个对死亡话题没有感到不舒服的人交谈""尽管很难讨论，但你们帮助我为生命的结束作好了准备""这个项目在我最需要的时候支持了我"。当我准备正式开始为脑瘤患者采用 CALM 治疗时，我希望它能成为国际上所有进展期癌症患者的标准照护。患有进展期疾病的人普遍面临着挑战，而 CALM 疗法所针对的基本概念和过程，是旨在帮助患者寻找意义，同时应对不可避免的死亡。

我们的患者痛苦且亟需帮助，而我们终于在 CALM 疗法中找到了答案。

——阿什莉·洛克伦，CALM 项目分中心负责人（美国弗吉尼亚）

被诊断为进展期癌症对患者及其家属来说是一件可怕之事。患者及其伴侣的抑郁、焦虑、绝望感、意志消沉、不确定性和自我身份认同丧失发生率高。许多患有进展期疾病的患者没有接受过心理干预。CALM 疗法是一种短程治疗干预，可以帮助患者减少痛苦和症状负担，优化生活质量。CALM 疗法为患者和家属提供了一个机会，以解决治疗中担忧，加强与治疗团队的沟通，重新调整人际关系的变化，反思什么是有意义的，并让他们面对与死亡和临终相关的恐惧。

我们澳大利亚墨尔本的 CALM 团队包括心理学家、社会工作者、精神科医生、精神科护士和一名临床照护专家。我们的团队参加了初高级培训，并与其他全球 CALM 临床治疗师交流。我们每月接受加里·罗丁的督导，并不断提高临床技能。督导通常是支持性质的。它为我们提供了一个安全的场所，让我们更好地理解基础理论和 CALM 治疗技术，完善 CALM 疗法以适应我们的人群和临床环境，并反思与临终患者工作的临床医生在过程中所遇到的任何问题或挑战。

CALM 疗法是一种循证干预措施，可以帮助患者在面对死亡相关的挑战时也能很好地活着并充满希望。

——玛丽亚·福拖，CALM 项目分中心负责人（澳大利亚）

意大利的 CALM 治疗经验始于 2012 年，当时我们参加了在多伦多玛格丽特公主癌症中心举办的 CALM 工作坊。从那时起，作为费拉拉大学精神医学研究所大型计划之一，我们的团队被委派专注于肿瘤及缓和医疗心理治疗工作，以及以人为本的医疗，继续参加 CALM 疗法研讨会，发展对 CALM 疗法的兴趣，并为 CALM 疗法的启动作出贡献。

为了探索 CALM 疗法在意大利文化背景下的可行性，我们最近在意大利进行了首个 CALM 疗法探索性研究（Caruso，

Sabato，et al., 2020）。我们获得了积极的发现：定性分析显示，CALM 疗法被意大利进展期癌症患者接受，并得到肯定，他们表示能从治疗师构建的共享反思空间中获益。在这个空间中，治疗师引导了关于死亡和临终、丧失、精神追求与重要者的关系以及对死亡结果担忧的讨论。此外，定量分析表明，CALM 疗法能降低抑郁、死亡焦虑和一般焦虑程度，并能显著促进创伤后的成长。这些结果促使我们接下来又在意大利设计了首个 CALM 疗法随机对照试验，该试验正在费拉拉和都灵大学中心等地进行（Caruso，Nanni，et al., 2020）。

2017 年，在加里·罗丁和卡迈恩·马尔菲塔诺的协助下，我们在费拉拉大学组织了首次意大利 CALM 疗法工作坊。工作坊将 CALM 疗法引荐给意大利的医生、心理治疗师、护士和其他为进展期癌症患者提供服务的工作人员，我们的培训受到了来自全国各地临床医生的好评。

在过去的几年里，我们陆续在几个国际会议中报告了 CALM 疗法在意大利开展工作与研究的经验(如2014年里斯本、2017 年柏林的国际心理肿瘤学大会，2018 年维罗纳的欧洲心身医学学会会议，2019 年佛罗伦萨的国际心身医学会议）。费拉拉大学现在是全球社会心理、缓和医疗和安宁疗护研究所的分中心，也是全球 CALM 计划的合作网络的分中心，该计划旨在发展不同背景下 CALM 疗法的科学证据，并将 CALM 疗法作为进展期癌症患者的标准照护。

——罗桑格拉·卡鲁索，路易吉·格拉西，CALM 项目分中心负责人（意大利）

在我们的缓和医疗和安宁疗护实践中，我们往往会看到患者和医疗保健提供者之间关于感受、担忧和恐惧的公开交流较少。这可能与文化因素及医疗卫生学科缺乏社会心理肿瘤学和精神照护培训有关。但是侯赛因国王癌症中心（KHCC）是约旦最大的综合缓和医疗项目所在地，我们认识到为患者和家属提供多维度和整体照护的重要性。因此，2018年，加里·罗丁博士在KHCC举办了第一次CALM工作坊，内容涵盖实践和理论两方面，由医生、护士、心理学家、社工和临床药师组成的跨学科团队参加了本次工作坊。团队大大拓展了眼界，一致认为CALM疗法可以成为大部分进展期癌症患者一个实用和有价值的选择。缓和医疗和社会心理肿瘤学团队对CALM治疗的培训、实施和研究抱有极大的热情，因为有许多研究支持使用CALM治疗可以有效减轻晚期患者的心理和精神痛苦。

为了将热情转化为行动，KHCC的五名医疗保健提供者于2019年7月在伦敦参加了CALM疗法高级研讨会。该研讨会深入探讨了CALM疗法的原理和实践，包括现场模拟训练。这是一次改变生活的经历，鼓舞了团队在KHCC进一步推进CALM疗法。伦敦培训之后，团队开始招募患者，并在加里·罗丁及其CALM团队的督导下应用CALM治疗。我们的一位CALM治疗师报告说："我试图涵盖CALM疗法的所有要素，以支持我的患者，我对他们分享的大量的个人隐私信息感到惊讶。我觉得我们的患者渴望找到倾听者。"另一位治疗师说："患者非常感激，他们能从不同的角度看问题了。"患者报告说，CALM治疗在许多方面都有帮助，包括缓解焦虑和恐惧，改善他们与家人、他人的关系和沟通。我们的医疗保健提供者认为，因为在这段珍贵的时间里能给予患者一定的帮助，CALM疗法也带给他们一种自我满足感。虽然有时患者因生病或交通不便而难以坚持预约治疗，但我们发现这种疗法不论在文化还是宗教上都是可以接受的。

我们未来的计划包括对更多工作人员进行CALM治疗培训，与GIPPEC开展合作研究项目，以确定CALM疗法在约旦的可行性和有效性，并将KHCC打造成CALM疗法的区域示范中心。

——奥马尔·雪米，给特·阿－阿杰，CALM 项目分中心负责人（约旦）

香港大学赛马会癌症综合关护中心（香港大学李嘉诚医学院）于 2018 年加入了全球 CALM 计划，并开始在本中心应用 CALM 治疗。我们发现，CALM 方法的灵活性为晚期和转移性癌症患者及其照护者提供了一个平台，可以与医疗保健提供者讨论各种各样的挑战。最重要的是，这些讨论不需要局限于精神卫生专业人员。这在香港尤其有益，因为在东方文化中，寻求精神卫生服务仍然会带来强烈的病耻感。此外，CALM 干预适合且可以在疾病的任何阶段实施，这有利于在进展期癌症照护中及早引入缓和医疗。我们的下一步是评估 CALM 疗法在当地人群中的有效性，并将 CALM 疗法引入我们的医疗培训中。

——蓝咏德，CALM 项目分中心负责人（中国香港）

我们在莱比锡和汉堡大学医疗中心进行了初步和双中心随机对照试验（RCT）以评估 CALM 疗效。同时，我们在日常门诊和住院患者的社会心理肿瘤学照护中实施了 CALM 疗法。治疗师对 CALM 的体验非常积极。患者和照护者认为 CALM 疗法对自己是有支持和帮助的。以下因素有助于改善心理适应和疾病管理：一个安全的疾病处理框架，学会应对恐惧，学会与亲属和专业治疗团队良好沟通，以及做医疗决策时的胜任感。我们的研究表明，CALM 治疗被进展期癌症患者高度接受，有助于减少患者的心理痛苦，并且提高患者的生活质量。正在进行的研究还包括将 CALM 作为线上项目进行实施和评估。

——安吉·迈讷－邵也卡夫，CALM 项目分中心负责人（德国）

我们一直在日本的肿瘤临床为进展期癌症患者提供心理治疗，但我们没有标准化的治疗方法。意识到这一点后，我们对 CALM 疗法产生了兴趣，并于 2017 年 6 月邀请加里·罗丁博士在我们的癌症中心举办了 CALM 工作坊。结合之前的经验，我们相信 CALM 疗法在日本是有用的，因为它有一个非常灵活的结构，适用于日本文化。于是我们决定将 CALM 疗法引入日本的实践中，并开始了持续至今的宝贵合作。我们非常感谢罗丁博士及其同行们的大力支持。我们很高兴能经常接受他的督导，且我们中的一些人也学到了 CALM 疗法的精髓。我们现在已经启动一项多中心的临床试验，以研究 CALM 疗法在日本癌症患者中的作用和可行性。在不久的将来，日本会有更多的社会心理肿瘤科医生学习并在临床实践中使用 CALM 疗法。

——清水健，CALM 项目分中心负责人（日本）

CALM 疗法不仅仅是一种循证干预方法，它也是一个工具，可以与正在经历人生艰难阶段的人们一起深入反思人类痛苦和希望的本质。作为一名临床医生，CALM 疗法不仅为心理治疗提供了一个框架；它还为理解癌症及癌症作为一种疾病的特殊性提供了一种迄今为止最全面的方法。在一个医学术语和科学证据语言占主导地位的领域，CALM 疗法作为一个临床和理论框架，既关注个人和人类的状况，同时不失技术的严谨性——遇见 CALM 疗法是我职业发展的关键时刻。

我是 2014 年在智利圣地亚哥第一次接触到 CALM 疗法，当时我是一名刚毕业、从事癌症照护工作的心理工作者。从那时起，CALM 疗法塑造了我的工作与价值观理念，即作为临床医生和更好的缓和医疗的推动者我应该去做什么。我非常幸运地接受到了 CALM 培训，并与加拿大和全球的一流导师和朋友建立了良好的关系。加里、萨拉和 GIPPEC 的工作人员为社会心理肿瘤学设定了工作标准，同时建立了一个由来自世界各地的临床医生组成的鼓舞人心的社区，能成为其中的一员，我很高兴并心存感激。

——洛雷托·费尔南德斯·冈萨雷斯，CALM 项目分中心负责人（智利）

2019 年参加以色列 CALM 工作坊之后不久，我们中心逐步开始实施 CALM 疗法。到目前为止，我们的感受是非常积极的。有几个病例是由我们参加研讨会的缓和医疗同行转介来的。最初的几个案例是由我们的首席社工和缓和医疗护士共同完成干预。事实证明，这种双重方法在增强团队提供 CALM 治疗的信心方面非常有用，并为他们提供了一个机会，可以同时关注癌症体验的多个方面——包括医学、社会心理和精神层面。家庭成员参与部分访谈过程，丰富了讨论内容，也极大地帮助他们应对亲人的疾病。

我们的团队接受了玛格丽特公主癌症中心 CALM 导师的出色督导，这也极大地增加了我们实施该方法的信心。我们计划在沙巴继续实施，并希望让更多的缓和医疗团队成员参与 CALM 治疗。

我们要深深感谢加里·罗丁、萨拉·黑尔斯以及所有参与研发 CALM 治疗的团队成员。我们感谢有这样一个能够加入 CALM 全球计划并在以色列实施该疗法的好机会。

——艾丽斯·格卢克医学博士、大卫·豪斯纳医学博士、丹妮娅·韦伯文学学士和露丝·埃尔克亚目硕士，CALM 项目分中心负责人（以色列）

在加拿大阿尔伯塔省，我们正在实施一项 CALM 科研项目，该方案将社会心理肿瘤学和缓和医疗联系在一起。利用朋辈督导，有机会分享经验和医学观点，并在线上跨专业实践社区中向全球同行学习，我们希望能够改善我们的临床工作。

我们发现，CALM 疗法的结构清晰，它的四个维度可以帮助临床医生与患者单独展开、或与他们亲近的人共同展开关于死亡和意义的对话，这使得 CALM 疗法成为对社会心理肿瘤学、缓和医疗和精神医学临床医生和培训人员有价值的模式。

我们特别感兴趣的是，当一个人患有进展期癌症时，CALM 疗法能促进患者与伴侣的沟通能力（Mah et al., 2020）。卡尔加里大学的凯瑟琳·西特（Kathleen Sitter）博士将引入数字故事叙述法（"患者的故事"），以探索亲密关系中另一方对 CALM 疗法的体验。在患有乳腺癌的妇女中，通过技术提供故事叙述，增强了医疗工作者对患者治疗体验的理解。同样地，随着将 CALM 治疗作为社会心理肿瘤学项目的一部分来实施，我们希望能加深对亲密关系中另一方的 CALM 治疗体验的理解，无论是作为个人还是作为伴侣的一部分。

通过撰写本书，罗丁博士和萨拉·黑尔斯博士为临床医生、治疗师和他们的患者提供了极为有价值的支持。

——珍妮特·德·格鲁特，CALM 项目分中心负责人（加拿大阿尔伯塔）

参考文献

Caruso, R., Nanni, M. G., Rodin, G., Hales, S., Malfitano, C., De Padova, S., Bertelli, T., Belvederi Murri, M., Bovero, A., Miniotti, M., Leombruni, P., Zerbinati, L., Sabato, S., & Grassi, L. (2020). Effectiveness of a brief manualized intervention, Managing Cancer and Living Meaningfully (CALM), adapted to the Italian cancer care setting: Study protocol for a single-blinded randomized controlled trial. *Contemporary Clinical Trials Communications*, 20, 100661.

Caruso, R., Sabato S., Nanni, M. G., Hales, S., Rodin, G., Malfitano, C.,

Tiberto, E., De Padova, S., Bertelli, T., Belvederi Murri, M., Zerbinati, L., & Grassi, L. (2020). Application of Managing Cancer and Living Meaningfully (CALM) in advanced cancer patients: An Italian pilot study. *Psychotherapy and Psychosomatics*, 89(6), 402–404.

Mah, K., Shapiro, G. K., Hales, S., Rydall, A., Malfitano, C., An, E., Nissim, R., Li, M., Zimmermann, C., & Rodin, G. (2020). The impact of attachment security on death preparation in advanced cancer: The role of couple communication. *Psycho-Oncology*, 29(5), 833–840.

Patient stories. (2020). https://www.patientstories.ca/

Rodin, G., An, E., Schnall, J., & Malfitano, C. (2020). Psychological interventions for advanced disease: Implications for oncology and palliative care. *Journal of Clinical Oncology*, 38(9), 885–904.

附录 A

死亡和临终痛苦量表

（Death and Dying Distress Scale，DADDS）

罹患癌症往往会引发关于生命与死亡的思考和体会。下面列举了一些癌症患者在各阶段可能有的想法或担忧。

请您阅读以下条目，回想您在过去两周内，关于以下各条目的痛苦程度。这里的苦恼是指负面情绪，如愤怒、害怕、悲伤或焦虑等。

对于同一条目如果您有许多不同的负面情绪，基于您最强烈的程度体验，圈出一个最接近您感受的选项。

0 = 我完全不感到痛苦

1 = 我感到一点痛苦

2 = 我感到轻度痛苦

3 = 我感到中度痛苦

4 = 我感到很痛苦

5 = 我感到极度痛苦

在<u>最近的两周内</u>，您感受到多大程度的苦恼：

1. 我还有许多想做的事没有做。 0 1 2 3 4 5
2. 我还有许多话没对我在乎的人说。 0 1 2 3 4 5
3. 我还没有实现我的人生目标和理想。 0 1 2 3 4 5
4. 我不知道生命即将结束时我会面临哪些问题。 0 1 2 3 4 5
5. 未来对我来说很渺茫。 0 1 2 3 4 5
6. 很遗憾在过去的人生中我错过了一些机会。 0 1 2 3 4 5
7. 我感觉自己剩下的时间不太多了。 0 1 2 3 4 5
8. 我担心我会成为家人的负担。 0 1 2 3 4 5
9. 我担心我的离开对家人产生的影响。 0 1 2 3 4 5
10. 我即将要面对死亡。 0 1 2 3 4 5

在最近的两周内，每当想到死亡，您所感受到的苦恼程度：

11. 毫无预兆地突然想到死亡。 0 1 2 3 4 5
12. 这样的想法会持续很久。 0 1 2 3 4 5
13. 当我一个人的时候会想到死亡。 0 1 2 3 4 5
14. 感到疼痛或痛苦时会想到死亡。 0 1 2 3 4 5
15. 我担心死亡会突然来临。 0 1 2 3 4 5

经许可转载自 *Lo, C., Hales, S., Zimmermann, C., Gagliese, L., Rydall, A., & Rodin, G. （2011）. Measuring death-related anxiety in advanced cancer: Preliminary psychometrics of the Death and Dying Distress Scale. *Journal of Pediatric Hematology/ Oncology*, 33（Suppl2）, S140 - S145.

*更多评分工具请见文章 Lo et al., 2011 article for scoring instructions.

附录 B

亲密关系体验量表
（简式修改版）

（Experiences in Close Relationships
Scale—Modified Short Form，ECR–M16）

　　以下条目有关您在亲密关系中的感受，条目中的"他人"指相处时您感觉很亲近的人。关于下面每一条陈述，圈出一个您认为最能代表您同意或不同意程度的分数。

1	2	3	4	5	6	7
不同意	..	..	中性	..	.	同意

1.	当他人想要与我非常亲近的时候，我会觉得不舒服。						
		1	2	3	4	5	6	7
2.	我担心被抛弃。						
		1	2	3	4	5	6	7
3.	我会告诉亲近的人所有事情。						
		1	2	3	4	5	6	7

4.	我需要非常多的保证，来证明我被亲近的人爱着。
	1 2 3 4 5 6 7
5.	与他人敞开心扉让我觉得不舒服。
	1 2 3 4 5 6 7
6.	我对自己的亲密关系有许多担心。
	1 2 3 4 5 6 7
7.	我经常与亲近的人讨论我的问题或担忧。
	1 2 3 4 5 6 7
8.	我发现他人并不想要我所希望的那般亲近。
	1 2 3 4 5 6 7
9.	我试图避免与他人过于亲近。
	1 2 3 4 5 6 7
10.	我担心他人不会像我关心他那样关心我。
	1 2 3 4 5 6 7
11.	我不介意向他人寻求安慰、建议、帮助。
	1 2 3 4 5 6 7
12.	如果他人不像我所希望的那样多的在我身边，我会感到沮丧
	1 2 3 4 5 6 7
13.	我更倾向不与他人过于亲近。
	1 2 3 4 5 6 7
14.	我非常担心会失去亲近的人。
	1 2 3 4 5 6 7
15.	每当有需要时就去向他人求助，这对我有帮助。
	1 2 3 4 5 6 7
16.	当他人没有将时间花在我身上时我会非常愤怒。
	1 2 3 4 5 6 7

经许可转载自 *Lo, C., Walsh, A., Mikulincer, M., Gagliese, L., Zimmermann, C.,

& Rodin，G.（2009）. Measuring attachment security in patients with advanced cancer: Psychometric properties of a modified and brief Experiences in Close Relationships scale. *Psycho-Oncology*，18（5），490 - 499.

＊更多评分工具请见文章 Lo et al., 2009。

附录 C

生命末期生活质量
——癌症量表

**(Quality of Life at the End of Life‑Cancer
Scale，QUAL–EC)**

希望您能回想一下您上个月的经历。请告诉我在这期间最困扰您
的三个生理或心理症状，例如疼痛、恶心、乏力、抑郁、焦虑、气短等。

症状 #1: _____

症状 #2: _____

症状 #3: _____

如果在过去的一个月里您没有生理或心理症状的困扰，请直接跳
到问题 #4。

在以上您列出的症状中，哪个症状在过去的一周中最令您感到
困扰？

_____

请根据您上面列出的最困扰您的症状，回答以下三个问题：

1.在过去一周中，您出现该症状的频率是？	很少 1	几次 2	很常见 3	非常常见 4	绝大多数时间如此 5
2.在过去一周中，您感受到该症状的平均严重程度是怎样的？	非常轻微 1	轻微 2	一般 3	严重 4	非常严重 5
3.在过去一周中，该症状对您生活乐趣的干扰有多大？	无影响 1	影响很小 2	有一定影响 3	影响较大 4	影响相当大 5

下面列出了其他患者认为可能是重要的事情。您在多大程度上认为这些看法与您的想法相符合？

1 = 完全不相符

2 = 基本不相符

3 = 部分相符

4 = 大部分相符

5 = 完全相符

4. 虽然我不能控制我的病情，但我能够选择自己的治疗方案　　1 2 3 4 5

5. 我会尽可能多地参与我的治疗照护决策　　1 2 3 4 5

6. 我的医生不仅了解我的疾病，也知道我是一个什么样的人　　1 2 3 4 5

7. 总的来说，我知道我的病情未来会发展到何种程度　　1 2 3 4 5

8. 随着我病情的进展，我知道去哪里找寻我的问题的答案　　1 2 3 4 5

9. 我很担心我的家人并没做好应对未来的准备　　1 2 3 4 5

10. 有时候我担心自己会成为家人的负担　　1 2 3 4 5

11. "我可能会死"这种想法让我感到恐惧　　1 2 3 4 5

12. 我担心自己的疾病带来的经济负担　　1 2 3 4 5

13. 我以前能和亲近的人谈论我认为重要的事情　　1 2 3 4 5

14. 我对他人的生活产生了积极的影响	1 2 3 4 5
15. 我以前能和家人分享重要的事	1 2 3 4 5
16. 虽然我生病了，但我的生活依然有意义	1 2 3 4 5
17. 我可以找到人分享我内心深处的想法	1 2 3 4 5

汉化量表文献：周雨禾，庞英，韩鑫坤，何双智，李金江，唐丽丽. 年轻女性进展期乳腺癌患者的死亡焦虑及相关因素 [J]. 中国心理卫生杂志，2020，34（11）:891-897.

经许可转载自 *Lo，C.，Burman，D.，Swami，N.，Gagliese，L.，Rodin，G.，& Zimmermann, B.（2011）. Validation of the QUAL-EC for assessing quality of life in patients with ad- vanced cancer. *European Journal of Cancer*，47（4），554‐560.

＊更多评分工具请见文章 Lo et al., 2011 article for scoring instructions.

附录 D

患者健康问卷 9

（Patient Health Questionnaire‑9，PHQ–9)

在过去的两周里，您生活中以下症状出现的频率有多少？

0 = 完全不会

1 = 几天

2 = 一半以上的日子

3 = 几乎每天

1. 做事时提不起劲或没兴趣	0	1	2	3
2. 感到心情低落、沮丧或绝望	0	1	2	3
3. 入睡困难，睡不安稳或睡眠过多	0	1	2	3
4. 感到疲倦或没有活力	0	1	2	3
5. 食欲不振或吃太多	0	1	2	3
6. 觉得自己很糟，感到自己很失败或让家人失望	0	1	2	3
7. 对事物专注有困难，如阅读报纸或看电视时不能集中注意力	0	1	2	3

8. 动作或说话速度缓慢到别人已经察觉，或正好　　0　　　1　　　2　　　3
　　相反，烦躁或坐立不安，动来动去的情况更胜
　　于平常

9. 有不如死掉或用某种方式伤害自己的念头　　　0　　　1　　　2　　　3

总分 _____

9a** 您是否有任何结束自己生命的可能?　　　　　是　　　　　　　□

否　　　　　　　□

10. 如果您勾选了上述任何问题，这些问题在您工作、处理家庭事务、与他人
　　相处上造成多大的困难?

毫无困难　□

有点困难　□

非常困难　□

极度困难　□

附录 E

CALM 治疗完整性评估
（CALM Treatment Integrity Measure, CTIM）

治疗师 ID：_____

患者 ID：_____

案例督导日期（DD.MM.YYYY）：_____

完成日期（DD.MM.YYYY）：_____

完成该评估应基于小组督导案例讨论以及治疗师在历次访谈中所使用的治疗技术。每个呈报的案例都需要填写一份完整的评估表。如果在需要某项技能的情况下未使用该技能，则应对该技能进行负面评价。如果某项技能未被使用是因为其不适用，则可以将该项留空。

1：需要改进　　　2：满意　　　3：优秀

治疗关系

_____ 表现出对患者体验的共情性理解

_____ 真诚 / 诚实地回应患者的想法和感受

_____ 促进反思意识（对同一事件具有考虑多种心理反应的能力）

_____ 承认患者状况／处境的真实性

_____ 在与患者经历互动的同时保持专业界限

_____ 在治疗过程中表现出投入／动机／参与性

调节效果

_____ 能够适当调节患者的情绪状态

_____ 对患者的情绪困扰表示安慰

_____ 帮助提高患者思考／管理负面情绪／事件的能力

转换框架

_____ 根据需要在支持性、探索性和解决问题的治疗框架之间转换

_____ 根据患者的生理和心理状态调整访谈的内容和时间

解释

_____ 为患者的痛苦、想法或行为模式提供潜在的解释

_____ 以治疗师和患者之间对话和交流的精神提供解释

终止

_____ 治疗结束时，患者理解治疗师的"门户开放政策"，即治疗师并未"放弃"患者。

请对治疗师在每个维度的处理技能打分（如果适用）

1：需要改进　　　2：满意　　　3：优秀

症状管理以及与医疗保健提供者的沟通

_____ 鼓励患者更充分地了解疾病

_____ 鼓励患者积极参与医疗照护

_____ 促进患者思考治疗方案的选择

_____ 支持患者与医疗保健提供者的沟通

自我及与亲近的人关系的变化

_____ 探讨患者对其生活经历的感受

_____ 认可患者的成就及价值感

_____ 承认患者所经历的失望或遗憾

_____ 探讨疾病所带来的关系上的变化

_____ 探讨对依赖和失去自主权的恐惧和焦虑

_____ 鼓励适当的沟通，并且给予或接受亲近的人的支持

精神追求、意义感和目的感

_____ 探索患者的精神追求和 / 或生活的意义和目的感

_____ 支持理解他们经历的痛苦和死亡的个人意义

_____ 评估进展期疾病时的优先事项和目标

_____ 帮助患者为生活轨迹、目标和痛苦创造新的意义

对未来、希望和死亡的思考

_____ 探索患者对未来的态度（即对生死的希望和恐惧）

_____ 允许表达对疾病进展的悲伤和焦虑

_____ 探讨对死亡和临终的感受

_____ 促进对预立照护计划的讨论

_____ 帮助人们认识到死亡的同时，维持对现实的希望和对生活的
投入

经授权转载。

Rodin, G., Lo, C., Rydall, A., Shnall, J., Malfitano, C., Chiu, A., Panday, T., Watt, S., An, E., Nissim, R., Li, M., Zimmermann, C., & Hales, S.（2018）. Managing Cancer and Living Meaningfully（CALM）: A randomized controlled trial of a psychological intervention for patients with advanced cancer. *Journal of Clinical Oncology*，36（23），2422-2432.

* 自出版以来，CTIM 已经修改，新增了一个能力评估："终止"。

附录 F

CALM 临床评估问卷

（Clinical Evaluation Questionnaire–CALM，CEQ–CALM）

请花点时间思考一下您的 CALM 治疗访谈。如果以下项目对您不适用，请圈选"N/A"。请在每行仅圈出一个数字。

0 = 一点也不

1 = 有一点

2 = 一般

3 = 较多

4 = 非常多

CALM 疗法在多大程度上帮助到你：

能自由讨论我对癌症的担忧和我的治疗方案	N/A	0	1	2	3	4
能够谈论并了解癌症是如何影响我的生活	N/A	0	1	2	3	4
处理因癌症而改变的人际关系	N/A	0	1	2	3	4
探索与医疗团队、家人和其他人更好的沟通方式	N/A	0	1	2	3	4

明确我的价值观和信念	N/A	0	1	2	3	4
谈及我对未来的担忧，但不再那么害怕	N/A	0	1	2	3	4
更好地表达和管理我的感受	N/A	0	1	2	3	4

请自由分享您关于 CALM 治疗的任何看法（正面或负面）：

_____

_____

_____

_____

_____

_____

_____

_____

原版发表于 Lo，C.，Hales，S.，Rydall，A.，Panday，T.，Chiu，A.，Malftano，C.，Jung，J.，Li，M.，Nissim，R.，Zimmermann，C.，& Rodin，G.（2015）. _Managing cancer and Living Meaningfully: Study protocol for a randomized controlled trial.Trials_，16，391. 在知识共享署名 4.0 国际许可协议下获得许可（http://creativecommons.org/licenses/by/4.0/）。

附录 G

CALM 首次访谈治疗笔记

治疗师：_____

患者 ID：_____

访谈次数：_____

日期：_____

患者身份（年龄、性别、文化背景、生活安排、家庭 / 社会结构、就业和经济支持）

_____

_____

_____

癌症史（发病、诊断、治疗、病程）

_____

_____

_____

当前状态（痛苦程度、当前压力源、支持来源、应对方法）

_____

精神病史（诊断、治疗、自杀 / 杀人史）

成长史（早期家庭生活、童年、身份、关系功能）

维度 1 - 症状管理和与医疗保健提供者的沟通

维度 2 - 自我及与亲近的人关系的变化

维度 3 - 精神追求、意义和目的感

维度 4 - 为未来、希望和死亡作准备

治疗过程（关系、情绪调节、反思功能）

_____

_____

_____

印象和计划

_____

_____

_____

附录 H

CALM 第 2 至第 8 次访谈治疗笔记

治疗师：＿＿＿＿＿＿＿＿＿＿＿＿＿＿＿＿＿＿＿＿＿

患者 ID：＿＿＿＿＿＿＿＿＿＿＿＿＿＿＿＿＿＿＿＿＿

访谈次数：＿＿＿＿＿＿＿＿＿＿＿＿＿＿＿＿＿＿＿＿

日期：＿＿＿＿＿＿＿＿＿＿＿＿＿＿＿＿＿＿＿＿＿＿＿

访谈时长：＿＿＿＿＿＿＿＿＿＿＿＿＿＿＿＿＿＿＿＿

当前状态（痛苦、压力源、支持、应对）

＿＿＿＿＿＿＿＿＿＿＿＿＿＿＿＿＿＿＿＿＿＿＿＿＿＿＿＿＿

＿＿＿＿＿＿＿＿＿＿＿＿＿＿＿＿＿＿＿＿＿＿＿＿＿＿＿＿＿

＿＿＿＿＿＿＿＿＿＿＿＿＿＿＿＿＿＿＿＿＿＿＿＿＿＿＿＿＿

维度 1－症状管理和与医疗保健提供者的沟通

＿＿＿＿＿＿＿＿＿＿＿＿＿＿＿＿＿＿＿＿＿＿＿＿＿＿＿＿＿

＿＿＿＿＿＿＿＿＿＿＿＿＿＿＿＿＿＿＿＿＿＿＿＿＿＿＿＿＿

＿＿＿＿＿＿＿＿＿＿＿＿＿＿＿＿＿＿＿＿＿＿＿＿＿＿＿＿＿

维度 2 - 自我及与亲近的人关系的变化

_____

_____

_____

维度 3 - 精神追求、意义和目的感

_____

_____

_____

维度 4 - 为未来、希望和死亡作准备

_____

_____

_____

治疗过程（关系、情绪调节、反思功能）

_____

_____

_____

印象和计划

_____

_____

_____

索 引